めざせ！からだはかせ ④

子どものからだと心調査ハンドブック

野井真吾 監修
子どものからだと心・連絡会議 編集

はじめに

"証拠(evidence)と物語(narrative)"に基づく子どもの"からだと心"の国民的議論を巻き起こそう！

野井真吾（子どものからだと心・連絡会議 議長、日本体育大学 教授）

"実感"からの出発

「子どものからだと心・連絡会議」では、子どもの「からだがどこかおかしい」、「ちょっと気になる」といった"実感"にこだわり、その"実感"を出発点にして子どものからだと心に関する議論を展開しています。なぜならば、日々子どもと接している子育て中のお母さんやお父さん、あるいは保育・教育現場の先生方による子どものからだと心に関する"実感"は、多かれ少なかれ何かを示している、と考えているからです。また、このような"実感"を出発点にすることによって、より直線的にその"実体"（≒"本質"）に迫ることもできる、と予想しているからです。

実際、本書で紹介されている「子どものからだの調査」（通称、「実感調査」）やその実感調査をきっかけにして行われてきた子どものからだと心に関する種々の事実調査の結果は、子どものからだと心の変化に関する子育て中のお母さんやお父さん、さらには保育・教育現場の先生方による"実感"が予想以上に感度がよく、しかもそのアンテナも高かったことを証明してくれています。

このようなことから、私たち連絡会議では、病気（disease）や障がい（disability）ではないものの、さりとて健康ともいえないようなからだの問題事象を「からだのおかしさ」と位置づけて、つねに議論の対象にしてきました。そして、毎年12月には「子どものからだと心・全国研究会議」を開催して、その解決に向けた議論を重ねてきました。ところが、残念なことに「からだのおかしさ」は止まる気配すら感じさせず、一層さまざまな形で表出され続けています。

一方で、「21世紀にこそ真の"子どもの世紀"を実現したい」という想いは、読者の皆さんも同じだと思います。ただそのためには、子どもの「からだのおかしさ」の"実体"を把握して、その解決に求められている取り組みが何なのかを探る必要があるでしょう。

「"おかしさ"の連鎖」をくい止めよう…!!

いうまでもなく、「からだのおかしさ」を抱えたくて抱えている子どもはひとりもいないと思います。では、その責任は、一体、どこに（誰に）あるのでしょうか…？

そもそも、わが国において、子どもの「からだのおかしさ」が叫ばれはじめたのは、1960年代のことでした。つまり、いまの親世代が子ども期を過ごした頃です。ですから、現在は「おかしさ一世」やその後の世代が子育てをしている時代に突入していることになります。一方で、「そんな親が子育てをしているから、子どもたちがおかしいんだ…!!」という声もよく耳にします。しかし、それはちょっと違

う気がします。いまの親世代が子ども期を過ごした1960年代、1970年代は、高度経済成長期の真っ只中でした。「共働き」や「核家族」という生活スタイルが完成したのも、「鍵っ子」という言葉が根づいたのも、この頃だったといえます。もちろん、それらを否定しているわけではありませんし、否定するつもりもありません。しかし、それまでの「子育て文化」が少しずつ変化しはじめた時代であったことは事実といえそうです。ですから、「おかしさ一世」やその後の世代が知らない日本の伝統的子育て文化があっても、それはそれで無理のないこととともいえるのです。

では、「おかしさ一世」を育てた世代、つまり、いまのおばあちゃん、おじいちゃんにその責任があるのかというと、それもまた違う気がします。いまのおばあちゃん、おじいちゃんは、日本の高度経済成長を支えてくれました。正に、その主役でした。諸外国からは「エコノミック・アニマル」とさえ称されました。そのため、思うように子育てに専念できなかった世代ともいえます。本意ではなかったことと思います。

こうして考えてくると、子どもの「からだのおかしさ」を生んでしまった原因は、あまりにも便利で快適すぎる生活を好んで追求してきてしまった社会全体にあった、ということに気づかされます。と同時に、原因が社会全体にあったとするとあまりにも強敵である、ということにも気づかされるのです。

ただ、社会全体でいまの状況をつくり出してしまったわけですから、子どもの「からだのおかしさ」を克服して、「"おかしさ"の連鎖」ともいえる状況にストップをかけるためにも、やはり、社会全体でこの課題に立ち向かわなければなりません。

社会を動かすための"証拠"と"物語"…!!

一言に社会全体といっても、それには、国家、地方自治体、地域、家庭、保育園、幼稚園、学校等々、さまざまなレベルがあります。まずは、動きそうなレベルへの働きかけから仕掛けてみるのもいいでしょう。あるいは、からだのおかしさを克服するために、子ども自身が知恵をつけるための手助けをすることも大切でしょう。さらに最終的には、国家レベルへの働きかけも必要でしょう。

そうはいっても、子どもの「からだのおかしさ」の克服に向けて、どのようにいまの社会をその気にさせたらいいのか、というのはあまりにも大きな課題です。だからといって、子どものからだの現状を考えた場合、それを「保留」にしておける段階はすでに終わっています。まずは、何らかのアクションを起こすことが大切でしょう。

その際、鍵になってくるのが子どものからだと心の事実に関する"証拠（evidence）"とそれぞれの子どもたちの生活や置かれている状況などといった"物語（narrative）"を踏まえた証拠の解釈です。

かつて、毎日のようにNICU（新生児集中治療室）に出かける機会がありました。そこで目の当たりにした光景は、私に子どものことについて"集団で議論する"ことの重要性を再認識させてくれました。それは、数人の専門医が真剣な面持ちで、ひとりの子どもの治療方針を議論するというごくごく日常的な一コマでもありました。もちろん、遠目に見ていた私には、協議の詳細はわかりません。それでも、関連の"証拠"に関する情報、あるいはこれまでの治療経過や現在の体調といったその子の物語に関する情報を交換し合って、「いまのその子にとって、何が最善の治療なのか」ということを協議しているようでした。そしてその協議は、チームとしての合意が得られるまで延々続けられました。おそらくは、その治療方針に基づいて、実際の治療も展開されていったことと思います。正に、証拠と物語に基づく専門家による作戦会議といった感じです。

このようなシーンは、証拠と物語があれば議論が巻き起こることを教えてくれています。そのため、手にした証拠と物語はあらゆる機会に頑固に"発信（advocacy）"し続けることが大切でしょう。発信し続ければ、子どものからだへの周囲の理解が深まるでしょう。理解が深まれば、それぞれの情報を交流し合う"ネットワーク（network）"ができるでしょう。ネットワークができれば、子どもからだの危機の克服に向けて"協働（collaboration）"で立ち向かっていくことが可能になると思うのです。

"証拠"と"物語"を基にした国民的議論を…!!

そもそも、私たち「子どものからだと心・連絡会議」は、子どものからだと心の変化を正確に捉えて上記のような"おかしさ"を解決するための実践の方途を探るために設立されたNGOです。

その「第1回子どものからだと心・全国研究会議」（1979年）には、故・サルチン先生（当時 デンマーク・コペンハーゲン大学教授）をお招きして「子どものからだの全国的共同調査項目」について協議しました。また、サルチン先生には「第20回全国研究会議」（1998年）にも来日していただき、この共同調査項目について再度協議しました。そして、これらの議論をベースにして、本書を含む「めざせ！ からだはかせ」シリーズの刊行が計画されたのです。

本シリーズは全4巻からなり、そのときどきに提案してきた共同調査の主な項目を所収したのが第4巻である本書です。そしてその活用例も含めて、生活との関

わりの中で測定項目を子ども向けに解説したのが第1巻『うごいてあそんでグングングン 「土ふまず」って、そうなんだ！』、第2巻『ぐっすりすっきりニンニンニン　朝から元気な子のひみつ』、第3巻『からだをしってキンキラキラリ　どうしてケガをしてもなおるの？』の3冊です。

　どうぞ、各園、各校、各地での"証拠づくり"に大いに本書をご活用くだされぱと思います。そして、その"証拠"をそれぞれの子どもの"物語"と一緒に発信して、全国各地で子どものからだに関する「集団での議論」を旺盛に巻き起こしてくだされぱと思います。さらに、そのような議論の渦が全国に拡がって、一刻も早く、国民的な議論に発展することを期待したいと思います。

　最後になりましたが、本シリーズの作成に携わってくれた執筆者のみなさん、イラストレータのみなさんにこの場を借りて感謝申し上げます。また、旬報社の熊谷満さん、アジール・プロダクションの村田浩司さん、伊藤晴美さんの的確なアドバイスと献身的なお力添えがなければ本シリーズの発行は不可能でした。ご尽力くださったすべての方々に心より感謝申し上げます。本当に、ありがとうございました。

　本シリーズの作成には、5年近くの歳月を要してしまいました。その最中、私たち「子どものからだと心・連絡会議」の生みの親・正木健雄先生（前議長）がご逝去されました。享年85歳でした。常々、ご自身が目標とする寿命を口にされ、「120歳」、「125歳」、「130歳」と会うたびにそれが伸びていくのは、私の密かな楽しみでもありました。冷静に考えれば、なかなか難しい目標であるのも事実です。ただ、正木先生が口にすると本当にそうなるように思えてしまいます。勝手に、まだまだ元気にいらっしゃるものだと思い込んでいました。そのような目標についつい甘えて、すっかり本シリーズの発行が遅くなってしまいました。いまとなっては、本シリーズを手にしてもらうことができなかったことが悔やまれます。本当に残念です。

　ただ、輝く子どもの未来のために、からだの証拠を蓄積し、それを発信することにこだわり続けてきた先生ですから、きっと本シリーズの発行を心から喜んでくれていることと思います。そして、本シリーズが少しでも子どもの未来のために役立つことを願ってくれていることと思います。

　正木健雄先生のご冥福を心よりお祈り申し上げるとともに、本シリーズを正木先生に捧げたいと思います。

※本書では、子どものからだと心・連絡会議を略して「連絡会議」と表記します。

目　次

- はじめに ──── 2
- 身長・体重・胸囲・座高 ──── 10
- 背筋力 ──── 15
- 垂直とび ──── 18
- フリッカーテスト ──── 20
- 棒反応 ──── 22
- go/no-go課題 ──── 28
- 土ふまず ──── 32
- 体温 ──── 35
- 体位血圧反射 ──── 38
- 寒冷昇圧試験 ──── 41
- 起立性調節障害 ──── 45
- 疲労自覚症状 ──── 48

- 閉眼片足立ち ——— 52
- 閉眼接指 ——— 54
- ボールの的入れ ——— 56
- からだの意識しらべ ——— 58
- からだの疑問しらべ ——— 60
- からだの名称しらべ ——— 62
- からだの機能しらべ ——— 66
- 歩数（身体活動量） ——— 68
- 生活調査 ——— 71
- 子どものからだの調査（実感調査） ——— 74
- 出生性比・死産性比 ——— 78
- 「めざせ！からだはかせ」シリーズに込めた想い ——— 81
- 子どものからだと心・連絡会議の紹介 ——— 84

めざせ！からだはかせ
子どものからだと心
調査ハンドブック

本書の使い方

　本書では、子どもたちのからだの現状を調べるための、さまざまな調査・測定手法を紹介しています。統計データなども参考にしながら、ぜひ教育・保育の現場でご活用ください。
　また、本書の内容は、「めざせ！ からだはかせ」シリーズの1～3巻とリンクしています。あわせてご活用いただき、子どもたちが自分のからだを考えるきっかけづくりにお役立てください。

身長・体重・胸囲・座高
Standing Height / Body Weight / Chest Girth / Sitting Height

●ねらい

　身長と座高はからだの長さ（長育）、体重はからだの重さ（量育）、胸囲はからだの厚み（周育）の発育状態を評価するために測られています。

　これらの測定値を基に、体格指数（BMI、ローレル指数、肥満度等）や下肢長（身長－座高）を求めることができます。また、座高と併せて下腿長を測定すると、学校環境衛生基準に規定されている椅子と机の高さを調節する際に必要な情報としても使用できます。

　学校健康診断では、1995年から「胸囲」、2016年から「座高」の測定が必須項目から任意項目となりました。その理由は、測定値が頭打ちになったため積極的に測定を続ける必要がない、というものでした。そのためそれ以降は、学校が必要と判断した場合は測定を続けることはできますが、全国統計がありません。頭打ちになったからという理由で測定が行われなくなってしまうと、子どもの発育状態を真に評価できなくなってしまいます。子どもの健康状態の変化に気付くこともできなくなってしまいます。子どもたちのからだの実態を把握するためにも、これまでの胸囲や座高のデータを大切に活用し、これからの子どもの健康実態の把握に活かしていきたいと考えます。

○用具
身長計、体重計、座高計、巻き尺

○測定手順
〈身長〉
　被検者は、肩の力をぬいて自然な直立姿勢で身長計の上に裸足で立ちます。検者は、被検者が頭と耳と目が水平になるように保ち、かかと、臀部、背部の３点が軽く身長計に接触した位置で、床面から頭頂点までの垂直距離を計測します。

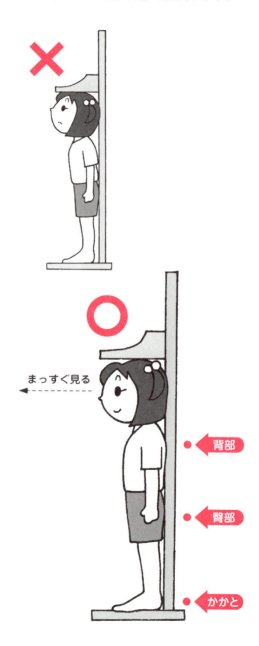

〈体重〉

　被検者は、原則として裸体で測定します。場合によっては少しの衣類を身に着けて計量します。衣類の重量は別に計量し、測定値を補正するようにします。

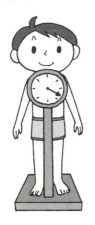

〈胸囲〉

　被検者は上半身に衣類を着けず、立位で測定をします。両腕を軽く側方に開き、背部から巻き尺を前方へ回します。その際、巻き尺が左右の乳頭点を通り、体軸と垂直になるように測ります。巻き尺は皮膚からずれ落ちない程度に回し、強くしめつけないようにします。計測時は自然な呼吸をさせ、呼気と吸気の中間で計測値を読みます。

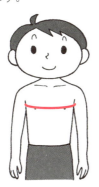

〈座高〉

　被検者は裸足で測定をします。検者は、被検者のかかとと膝が直角になるように座面の高さを調節してから座らせます。また、頭部、背部、臀部が座高計の支柱に接触するように保ちます。

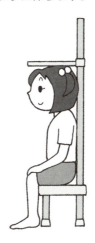

〈下腿長〉

　被検者のかかとから膝部中央（膝裏）までの長さを巻き尺で測ります。

○留意点

- 身長や座高は夜より朝に、体重・胸囲は食後にそれらの測定値が大きくなる傾向があります。そのため、計測時刻は午前中（10時前後）に行い、食事の直後等は避ける方がよいといわれています。
- 測定結果は成長曲線基準図や肥満度曲線基準図（『児童・生徒等の健康診断マニュアル　平成27年度改訂』日本学校保健会発行）を用いて、個々の経年的な変化を確認することも必要です。

図表1　身長・体重・胸囲・座高の年次推移（17歳：1960年を100として）

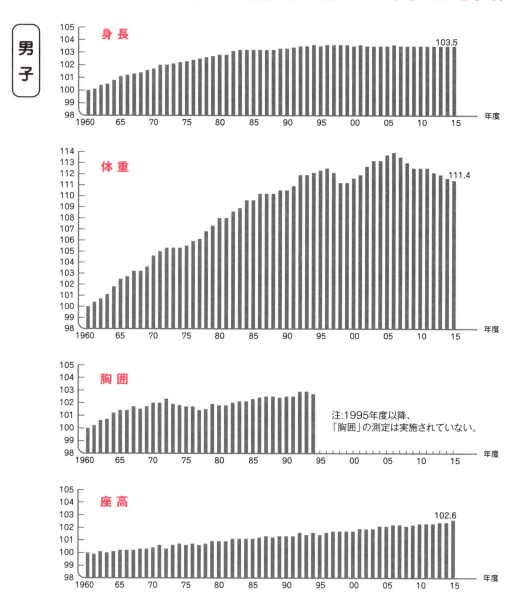

出典：子どものからだと心・連絡会議編『子どものからだと心 白書2016』p.120

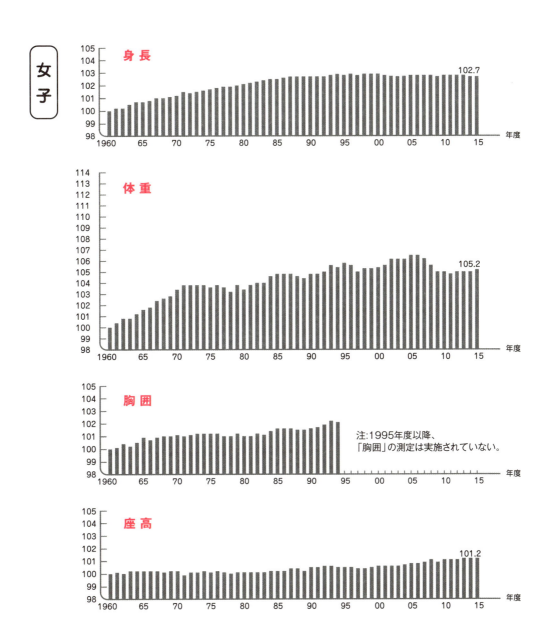

グラフの見かた

　図表1からは、戦後一貫して大型化の一途をたどっていたわが国の子どもの体格がここ数年頭打ちになっている様子を観察することができます。とりわけ体重については、男女とも減少傾向にある様子が心配されています。一方、ここ半世紀ということでは、身長の伸びに対して、男子では体重が極端に増加し、女子では座高がほとんど増加していないことも心配されています。

**図表2 身長・座高・下腿長の測定結果を基にした机・椅子の適合割合
（男子23名、女子28名）**

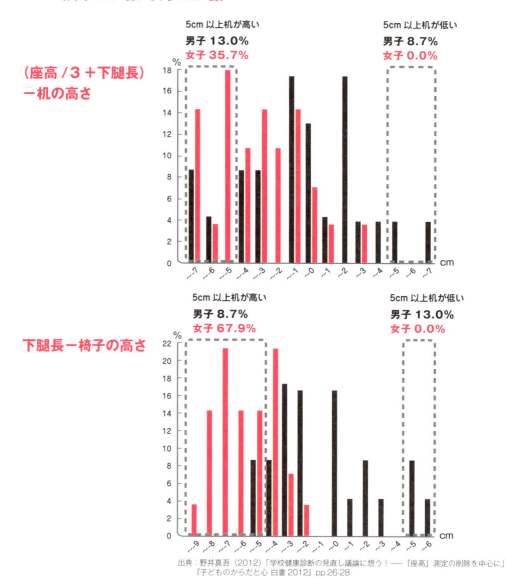

出典：野井真吾（2012）「学校健康診断の見直し議論に想う！――『座高』測定の削除を中心に」『子どものからだと心 白書2012』pp.26-28

📊 グラフの見かた

　図表2は中学2年生を対象に、身長・座高・下腿長の結果を基に教室で実際に使用している机と椅子の高さがどの程度適合しているかを調査した結果です。机は〈（座高/3＋下腿長）－机の高さ〉、椅子は〈下腿長－椅子の高さ〉から算出し、実際の机・椅子の高さから±5cm以上差がある者の割合を算出しました。グラフをみると5cm以上低い机・椅子を使用している者は男子に、高い机・椅子を使用している者は女子に多いことから、望ましいとされているサイズよりも男子は低い机や椅子を、女子は高い机や椅子を使用している様子がわかります。

背筋力
Back Strength

●ねらい

背筋力測定における主要な作用筋は、腰から大腿にかけての腰筋群ですが、上肢、下肢、背、腹の筋群も関与します。そのため、「全身の筋力」の指標として測定されています。

日本では、1975年頃から子ども、青年の背筋力低下が問題視されはじめました。ところが、1998年度に変更された「新体力テスト」では、「必ずしも背筋力だけを測っていない」、「測定時の姿勢や動作を誤ると障害を発生する危険性がある」等の理由で測定項目から外されてしまいました。

ただ、私たち連絡会議では、その後も子どもたちの背筋力の様子を観察しています。それによると、依然として、低下し続けていることが心配されています。一方で、正しい姿勢による測定を心がけることにより、腰痛等を引き起こすことがない様子も確認されています。そのため連絡会議では、せめてこの低下傾向に歯止めがかかって、上昇の兆しが確認できるまでは、子どもたちの背筋力を観察することが大切であると考えています。

○用具

背筋力計

○測定手順

① 被検者は背筋力計の台の上に両足を15cmくらい離して立ち、膝をのばしたまま背筋力計のハンドルを順手で握ります。

② 背すじをのばした状態を維持したまま、上体を30度前方に傾けます。検者は、壁に貼られた角度用紙を見ながら、正しい姿勢をとらせ、背筋力計の鎖の長さを調節します（図表1-A）。角度用紙がない場合でも、前方を注視した「気をつけ」の姿勢のまま、大腿前部に両手の手のひらを移動させ、その指先の高さにハンドルを合わせると、

図表1　背筋力測定の手順

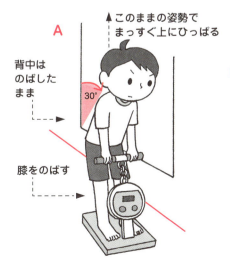
A　このままの姿勢でまっすぐ上にひっぱる
背中はのばしたまま
30°
膝をのばす

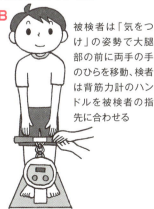
角度用紙がない場合
B
被検者は「気をつけ」の姿勢で大腿部の前に両手の手のひらを移動、検者は背筋力計のハンドルを被検者の指先に合わせる

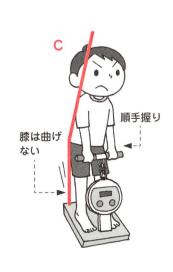
C
順手握り
膝は曲げない

ハンドルを握ったときに30度の前傾姿勢になります（図表1-B）。
③ 両手でしっかりハンドルを握り、垂直方向に徐々に力を入れて、最後は力いっぱい引きます。この際、肘、膝を曲げずに上体を起こすようにします（図表1-C）。

○評価
- 測定単位はkgとし、記録は少数点第2位を四捨五入して第1位まで求めます。
- 測定は2回行い、大きい方の値を採用します。
- 背筋力を相対的に評価するためには、背筋力指数（背筋力［kg］／体重［kg］）を算出することが推奨されます。たとえば、背筋力90kg、体重60kgの場合、【（背筋力）90kg ÷（体重）60kg =（背筋力指数）1.5】となります。

○留意点
- ハンドルを引いている間は、被検者も検者も、かけ声や激励語を発してはいけません。
- ハンドルの握り方が順手握りになっていること、肘と膝がまっすぐのびていることを確認してください。
- 鎖の長さの調節は、被検者ではなく、検者が行ってください。
- ハンドルを引くときは、腰痛等を引き起こさないために後方や側方ではなく、垂直方向に引いてください。
- 疲労の影響を避けるために、1回目と2回目の測定間には休憩をいれてください。

連絡会議では、高校卒業時の到達目標として、男子は自分の体重と同じくらいの人をおぶって歩くことができる「介護」に必要な筋力として2.0を、女子は赤ちゃんを抱っこして歩くことができる「育児」に必要な筋力として1.5を提案しています。

図表2 背筋力指数（対象数）の推移（子どものからだと心・連絡会議しらべ）

年度	男子			女子		
	11歳	14歳	17歳	11歳	14歳	17歳
2000	1.72(16)			1.36(14)		
2003	1.60(76)	2.10(13)	1.69(35)	1.09(53)	1.09(7)	1.59(7)
2004	1.48(75)	1.97(32)		1.45(54)	1.05(12)	
2005	1.50(118)	2.00(23)	2.25(139)	1.27(99)	1.20(4)	1.56(118)
2006	1.52(73)		2.18(131)	1.30(47)		1.41(143)
2007	1.62(77)	1.78(108)	2.19(183)	1.40(46)	1.12(44)	1.53(173)
2008	1.51(70)		1.89(63)	1.42(52)		1.43(79)
2009	1.52(127)	1.68(107)	1.79(73)	1.32(98)	1.14(41)	1.33(32)
2010	1.53(120)	1.92(85)	1.77(67)	1.41(115)	1.50(59)	1.09(45)
2011	1.39(125)	1.66(85)	1.84(66)	1.29(120)	1.17(46)	1.27(45)
2012	1.49(110)	1.64(70)	1.91(100)	1.30(105)	1.21(43)	1.36(43)
2013	1.57(60)	1.64(71)	1.95(64)	1.42(62)	1.29(50)	1.40(34)
2014	1.43(60)	1.65(68)	1.77(80)	1.22(61)	1.33(46)	1.33(43)
2016	1.52(59)	1.66(64)	1.79(66)	1.32(64)	1.20(42)	1.36(45)

図表3 背筋力指数（背筋力／体重）の年次推移

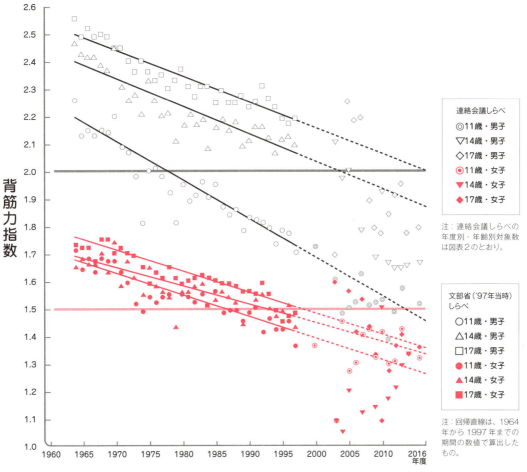

出典：子どものからだと心・連絡会議編（2016）『子どものからだと心 白書 2016』p.129

📊 グラフの見かた

　1964年の測定開始当初から、子どもの背筋力指数（背筋力／体重）が右肩下がりに低下し続けており、連絡会議の提案する高校卒業時の到達目標（男子：2.0、女子：1.5）に達していない様子を観察することができます。

垂直とび
Vertical Jump

●ねらい

垂直とびは、筋パワー（瞬発力）を測定するための項目の1つです。

日本では、1964年度から1997年度までの34年間にわたって行われてきた「体力・運動能力調査」の中の「体力診断テスト」の1項目として測定されていました。それによると、測定開始当初から1970年代にかけては緩やかな記録の向上がみられたものの、その後は大きな変化がみられませんでした。

ところが、1998年度から実施されている「新体力テスト」では、テストの信頼性、妥当性、安全性、簡便性、経済性等の理由により測定項目から削除され、瞬発力の指標には「立ち幅とび」が採用されました。ただ、「垂直とび」と「立ち幅とび」の測定値がどれほど相関するのかについては、十分明らかにされていません。そのため連絡会議では、子どもの瞬発力を継続的に観察するためにも、両測定値の関連を検討するためにも、両測定の実施を続けていくべきであると考えています。

○用具
測定用紙・測定板、チョークの粉、定規等（あるいは、垂直とび計測機器）

○測定手順

垂直とびの測定方法には、「壁式測定法」と「ひも式測定法」とがあります。前者は、壁の真横に立ち、腕をまっすぐに伸ばした指先から最大跳躍時の指先までの距離を測定します。後者は、腰にひもをつけて、跳躍時に伸びたひもの長さを測ります。

ここでは、従来から多用されてきた「壁式測定法」について説明します。

① 測定用紙を壁に貼ります（もしくは、測定板を設置します）。
② 壁側の手の指先（第3指）にチョークの粉をつけ、壁から20cmほど離れ、壁に対して90度の位置に立ちます（図表1-A）。
③ 腕を大きく振って、その場でできるだけ高くとび上がり、最高値点で測定用紙にタッチして印をつけます（図表1-B）。
④ ②③の要領で測定を2回実施します。
⑤ 高い方の印の下に片足を壁に接して立ち、片手を真っすぐ上に伸ばした値点（0cm値点）と、とび上がってつけた印との垂直距離を計測します（図表1-C、1-D）。

○評価
● 単位はcmとし、cm未満は四捨五入します。

○留意点
● 立った状態で0cm値点の印をつけるとき、膝を曲げる、かかとを上げる等をしないように注意してください。
● 0cm値点が高い方の印の真下になるように注意してください（図表1-D）。

図表1　垂直とびの測定手順

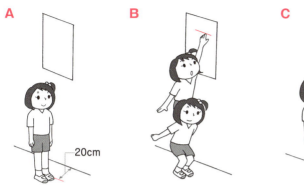
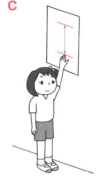
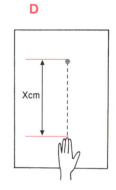

A　両足をそろえる
B　その場で高くとび上がり、最高値点でタッチして印をつける（2回行う）
C　距離を計測する
D　垂直距離を測定する

図表2　垂直とびの年次推移

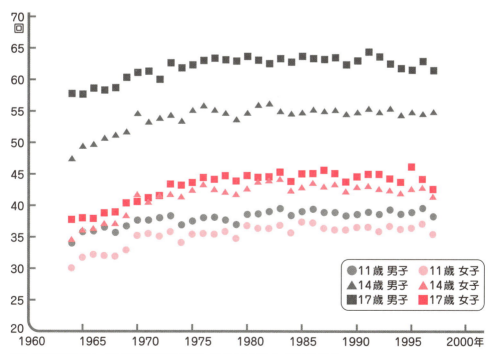

出典：文部省（当時）『体力・運動能力調査報告書』を基に、子どものからだと心・連絡会議が作図

グラフの見かた

　いずれの年齢の男女とも、1970年代までは緩やかな上昇傾向を示しましたが、それ以降は横ばいである様子がわかります。

フリッカーテスト
Flicker Test

● ねらい

フリッカーテストでは、大脳の覚醒水準を測定します。

近年、子どもの生活の夜型化、深夜型化が心配されています。実際、保育・教育現場からは、「朝からあくび」をする子どもが増えているとの報告を多く聞きます。朝、眠い目をこすりながら登園・登校してきた子どもたちは、当然、保育や授業に集中できません。このフリッカーテストは、そんな子どもたちの覚醒状態を客観的に捉えるために、保育・教育現場でも活用することができます。

ちらちらする光の点滅（フリッカー現象）は、周波数の低い光源ではちらついて見えるものですが、この頻度が高くなるとあたかも継続して点灯しているように見えます。この周波数の違いによる光の点滅と連続光の境界を見極めることにより、大脳の覚醒水準や疲労の度合いを客観的に評価しようとするのがフリッカーテストです。

○ 用具

フリッカー測定器

○ 測定手順

継続光として見えている周波数を低下させ、点滅光として見えた時点（下降法）を2回測定します。

○ 評価

- 2回の平均値を記録します。
- この測定を1日の中で時間帯ごとに実施することで、覚醒水準の日内変動を確認することができます（図表2「記録用紙の例」参照）。
- 生活習慣調査と合わせて実施することで、生活習慣を見直す手がかりになります。
- 種々の活動の前後に実施することで、活動の効果を検証することができます。

○ 留意点

- 視力不良者は、矯正（メガネ、コンタクト等）した状態で測定してください。
- あらかじめ数回練習し、慣れてから測定にのぞんでください。

図表1　フリッカーテストの様子

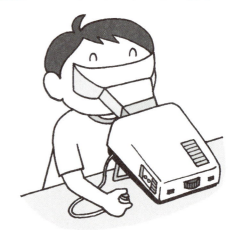

図表2　記録用紙の例（日内変動を観察する場合）

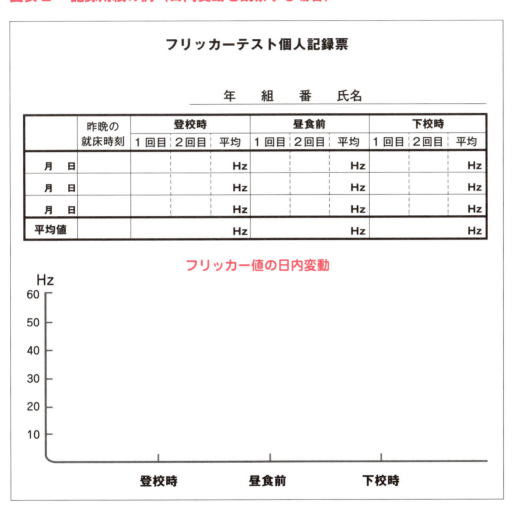

　登校時、昼食前、下校時の各ポイントの平均値を折れ線グラフで表し、午前中の値が高くなっていれば朝型、午後の値が高くなっていれば夜型の生活リズムになっていることを示します。充実した学校生活を送るためには、登校時からしっかり覚醒していることが望ましく、家庭でどのような生活を送ることが生き生きとした毎日につながるのか客観的に考えることができます。

　また最近では、主体的な朝の身体活動として運動遊び等の身体活動を取り入れることが、脳を覚醒させ、授業に集中できる状態をつくることもわかってきています。朝活動の前後で値を比較してみることで、その効果も測ることができます。

棒反応
Bar-gripping Reaction Time

●ねらい

棒反応では、落下する棒を視覚で捉え、素早く握るという行為にかかる神経系の伝導速度を長さに置き換えています。すなわち、脳への情報伝達と脳からの指令にかかる時間を客観的に観察しています（図表1）。そのため、フリッカーテスト同様、大脳の覚醒水準を測定することになります。

○用具

目盛つきの棒（たとえば、塩化ビニールパイプ等に目盛をつけ、20cm 値点の裏側にシールやテープ等で印をつけておきます。長さ：50～80cm 程度、太さ：直径2cm 程度）

以前は 50cm の棒を測定に用いていましたが、近年 50cm では握ることができず落下させてしまう子どもが多く確認されるようになってきました。そのため、棒の長さは対象者の実態に応じて調節してください。また、太さも対象者の実態に応じて握りやすい棒を用意してください。

○測定手順

① 被検者は、図表2のように利き手の指を軽く開き、手首を固定した状態で準備をします。このとき、視線は棒の裏側 20cm 値点に貼られた印を見つめるようにします。
② 検者は、被検者の親指（第1指）と人差し指（第2指）の上部水平面と棒の 0cm 値点とを合わせてから、不意に棒を落とします。
③ 被検者は、棒が落下しはじめたら、素早く棒を握ります。
④ 検者は、被検者の親指と人差し指の上部水平面の値を 0.5cm 単位で読みとります。
⑤ 以上の手順に従って 1～2回練習をした後、5回連続して測定します。

○評価

- 得られた5つの測定値のうち、最高値と最低値を除いた3つの値の平均値を記録とします。
- 測定単位は cm とし、記録は小数点第2位を四捨五入して第1位まで求めます。
- フリッカーテスト同様、1日の生活の中で数ポイント測定することで覚醒水準の日内変動を確認したり、生活習慣調査と合わせて実施することで健康的な生活習慣を探ったり、種々の活動の効果を検証したり（図表3「記録用紙の例」参照）することができます。

○留意点

- 被検者が手首を固定しているかどうかを確認してください。
- 棒の上端をつまんで持つようにし、0cm 値点が親指と人差し指の上部水平面に位置していることを測定ごとに確認してください。
- 被検者が 20cm 値点の印を見つめているかを測定ごとに確認してください。
- 検者は、棒を落とすタイミングが一定にならないように注意してください。
- 得られた値が 10cm 以下のときは、被検者が予測して握ったと考えられるた

め、やり直してください。
- 棒を握れずに落下させてしまった場合は、目盛りの最高値を記録してください。そのため、測定に使用した棒の長さを記録しておくことも大切です。

図表1　棒反応のしくみ

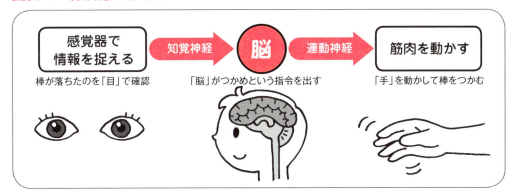

図表2　棒反応の測定手順

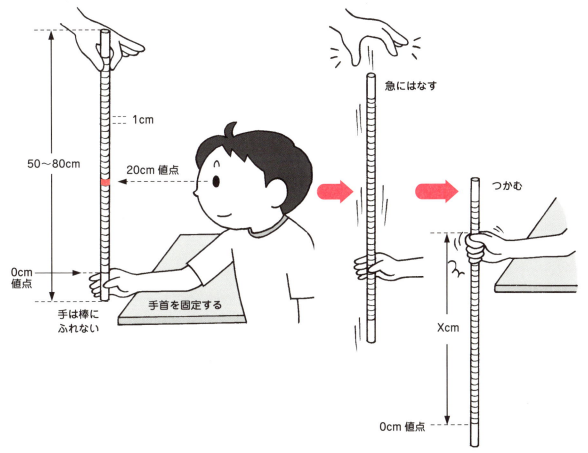

図表3　記録用紙の例（活動の効果を検証する場合）

活動内容	前後	測定1	測定2	測定3	測定4	測定5	平均
鬼ごっこ	前						
	後						
読書	前						
	後						
ウォーキング	前						
	後						

棒反応個人記録票　年　組　番　氏名

図表4　朝の活動別にみた棒反応値の変化率の比較

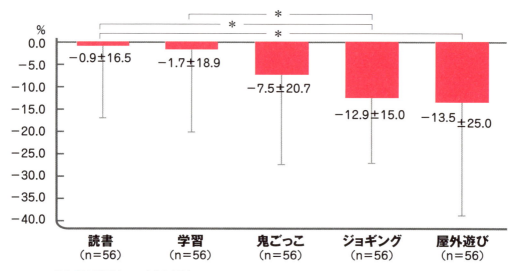

読書（n=56）: −0.9±16.5
学習（n=56）: −1.7±18.9
鬼ごっこ（n=56）: −7.5±20.7
ジョギング（n=56）: −12.9±15.0
屋外遊び（n=56）: −13.5±25.0

注1：図中の数値は mean ± S.D. を示す。
注2：棒反応値の変化率は 100 −活動前の測定値÷活動後の測定値× 100 で算出し、統計処理には一元配置分散分析を用いた。
注3：＊：$p < 0.05$

グラフの見かた

　読書や学習といった静的活動よりも鬼ごっこ、ジョギング、屋外遊びといった動的活動の方が覚醒水準が高まる様子がうかがえます（図表4）。しかしながら、活動中の歩数と棒反応値の変化率との相関係数は必ずしも高いとはいえない（$r = -0.202$）ことから、活動量が多ければ多いほど覚醒水準が高まるとはいえないこともわかります（図表5）。一方、最も楽しかった活動とそれ以外の活動とでは、棒反応値の変化率に差が認められたことから、楽しく主体的な活動が覚醒水準を高めるのではないかと考えられます（図表6）。

図表5　歩数と棒反応値の変化率の相関

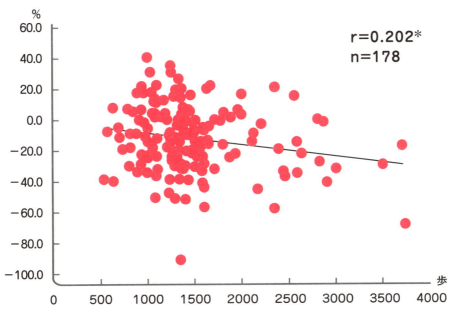

注1：棒反応値の変化率は 100 －活動前の測定値÷活動後の測定値× 100 で算出し、統計処理には Pearson の積率相関係数を用いた。
注2：＊：p＜0.05

**図表6　「最も楽しかった」と回答した朝活動と
　　　　それ以外の活動との棒反応値の変化率の比較**

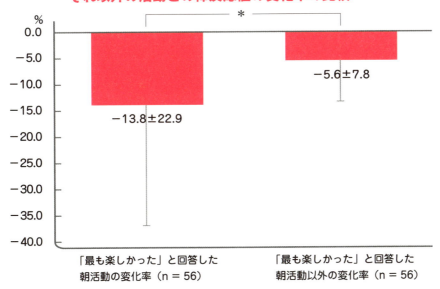

注1：図中の数値は mean ± S.D. を示す。
注2：棒反応値の変化率は 100 －活動前の測定値÷活動後の測定値× 100 で算出し、統計処理には対応のある t 検定を用いた。
注3：＊：p＜0.05

出典：図表4・5・6はともに、壱岐昌広・野井真吾（2014）「種々の朝活動が子どもの覚醒水準に及ぼす影響：棒反応測定の結果を基に」
『運動・健康教育研究』22、15-25

図表7 棒反応値の加齢的推移

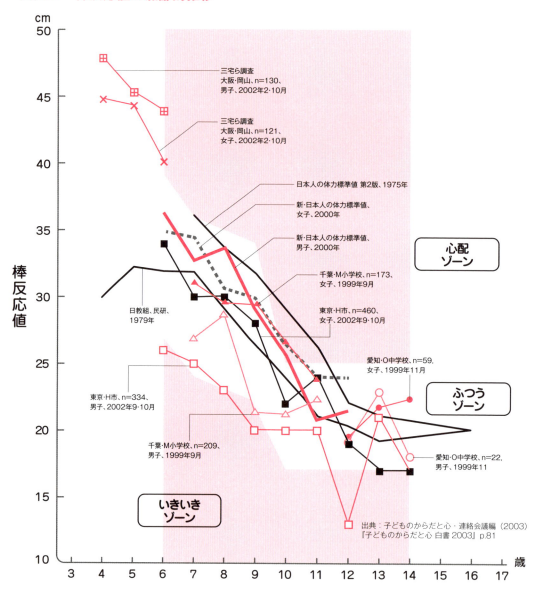

📊 グラフの見かた

1975年に刊行された『日本人の体力標準値（第2版）』（東京都立大学身体適性学研究室編、不昧堂出版）が示すように、棒反応の平均値は、加齢とともに低下して（短くなって）いくと考えられます。しかし、2000年頃の調査では、受験期である小学校高学年や中学3年生になると生活が夜型化するためか、値が上昇する（長くなる）傾向があることが確認されます。

近年では、学年にかかわらずテレビゲームやインターネット、スマートフォン等の普及に伴い、子どもたちの生活が夜型化しているため、全体的に覚醒状態は悪くなっていることも予想されます。

図表8　棒反応測定における覚醒の基準値（cm）

	いきいきゾーン	ふつうゾーン	心配ゾーン
小1	〜27	28〜38	39〜
小2	〜24	25〜35	36〜
小3	〜23	24〜34	35〜
小4	〜22	23〜33	34〜
小5〜中3	〜17	18〜24	25〜

注：小学5年生頃からは記録が安定するため、小学5年生〜中学3年生は同じ基準にした。
出典：東京都東久留米市教科研保健部作成（2003年）

go/no-go 課題
Go/no-go Task

●ねらい

go/no-go 課題は、意思、意欲、判断、集中力等、大脳・前頭葉が司る機能を測定するための項目の1つで、前頭葉機能の特徴（型）を観察することができます。

近年の保育・教育現場では、「すぐ"疲れた"という」、「背中ぐにゃ」、「保育／授業中、じっとしていない」という子どもが「最近増えている」という実感が広がっています。これらの事象の背景として、前頭葉機能（いわゆる"心"）の発達の遅れや歪みが予想されています。このような中、前頭葉機能の問題を改善するための対策として、子ども自身が楽しめる主体的な朝の身体活動が効果的であることを示す研究知見も報告されるようになってきました。

子どもたちの前頭葉機能の実態を把握するためにも、さらには、この機能を改善するような具体的取り組みを探っていくためにも、go/no-go 課題といった科学的手法は活用できるものと考えます。

○用具

大脳活動計測プログラム一式、仕切り板、机、椅子

○測定手順

go/no-go 課題は、Pavlov の理論に基づいて、Luria により考案された先行言語指示法による把握運動条件反射法です。測定は以下の手順で行います。

① 検者は、被検者を椅子に座らせ、約50cm 前方に配置した光刺激装置を見るように指示し、利き手にはゴム球を持ってもらいます（図表1）。

② 検者は、「いまから、みんなの目の前のランプがこの色（赤色：陽性刺激）に光ります。そうしたら、ゴム球を握ってね。消えたらパッと離してください」との指示をし、10回の練習を行った後、直ちに3～6秒間隔で1回0.5～1.5秒間の光刺激を5回呈示します。[形成実験]

③ 次に、検者は、「今度はこの色（黄色：陰性刺激）に光るときもあります。でも、そのときは握ってはいけません。先ほどと同じ、この色（赤色）のときだけ素早く握ってください」との指示を与えて、4回（陽性刺激：2回、陰性刺激：2回）の練習を行った後、直ちに陽性刺激と陰性刺激をランダムに11回ずつ呈示します。[分化実験]

④ 最後に、検者は、「最後は先ほどと反対です。この色（黄色）のときに素早く握ってください。この色（赤色）のときは握らないでください」との指示を与え、4回（陽性刺激：2回、陰性刺激：2回）の練習を行った後、直ちに陽性刺激と陰性刺激をランダムに11回ずつ呈示します。[逆転分化実験]

○評価

得られたデータを基に、間違いの数、刺激から反応までの時間、反応の波形を考慮して、5つの型（不活発（そわそわ）型、興奮型、抑制型、易動欠（おっとり）型、活発型）のいずれかに判定します（図表2）。

○留意点

● 検査は、基本的に午前中に行います。
● 平静な環境の室内で実施します。

図表1　測定の様子

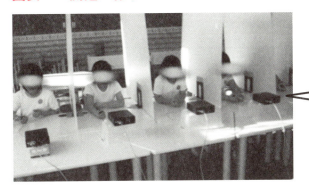
 呈示前
 黄色：陰性刺激
 赤色：陽性刺激
 赤色に光ったらゴム球を握る

図表2　各型の解釈とその判定基準

	各型の解釈	判定基準
不活発（そわそわ）型	興奮過程と抑制過程がともに弱いタイプ。このタイプの子どもは、物事に集中するのに必要な"興奮"の「強さ」と気持ちを抑えるのに必要な"抑制"の「強さ」とが、ともに十分育っていないために、いつもそわそわキョロキョロしていて、落ち着きがないという特徴を持っています。	［分化実験・誤反応数］陰性刺激に対する誤反応（間違え握り）が3回以上かつ陽性刺激に対する誤反応（握り忘れ）が1回以上
興奮型	興奮過程と抑制過程の強さは十分なものの、その平衡性が悪く、興奮過程が優位なタイプ。このタイプの子どもは、"興奮"も"抑制"もある程度の「強さ」は持ち備えていますが、その「バランス」が悪く、"抑制"に比べて"興奮"が優位なタイプです。いわゆる「ギャング・エイジ」の時期の子どもがこのタイプのイメージといえます。	［分化実験・誤反応数］陰性刺激に対する誤反応（間違え握り）が3回以上かつ陽性刺激に対する誤反応（握り忘れ）が0回
抑制型	興奮過程と抑制過程の強さは十分なものの、その平衡性が悪く、抑制過程が優位なタイプ。このタイプの子どもは、「興奮型」とは逆に、"興奮"に比べて"抑制"が優位なタイプです。自分の気持ちを上手に表現できにくいタイプと予想されています。	［分化実験・誤反応数］陰性刺激に対する誤反応（間違え握り）が3回未満かつ陽性刺激に対する誤反応（握り忘れ）が1回以上
易動欠（おっとり）型	興奮過程と抑制過程の強さは十分で、平衡性も良好なものの、易動性に欠けるタイプ。このタイプの子どもは、"興奮"と"抑制"の「強さ」も「バランス」も持ち備えていますが、その「易動性（適応性）」は発達途中というタイプです。与えられた課題をこなすことはできるのですが、周囲に比べて時間がかかるタイプの子どもがこのタイプのイメージといえます。	［分化実験・誤反応数］陰性刺激に対する誤反応（間違え握り）が3回未満かつ陽性刺激に対する誤反応（握り忘れ）が0回 ［逆転分化実験・誤反応数］陰性刺激に対する誤反応（間違え握り）が3回以上もしくは陽性刺激に対する誤反応（握り忘れ）が1回以上

図表2　続き

	各型の解釈	判定基準
活発型	興奮過程と抑制過程の強さは十分で、平衡性も易動性も良好なタイプ。このタイプの子どもは、"興奮"と"抑制"の「強さ」も「バランス」も「易動性（適応性）」も、十分に持ち備えているタイプです。	［分化実験・誤反応数］陰性刺激に対する誤反応（間違え握り）が3回未満かつ陽性刺激に対する誤反応（握り忘れ）が0回 ［逆転分化実験・誤反応数］陰性刺激に対する誤反応（間違え握り）が3回未満かつ陽性刺激に対する誤反応（握り忘れ）が0回

図表3　大脳前頭葉・「不活発（そわそわ）型」の出現率の加齢的推移

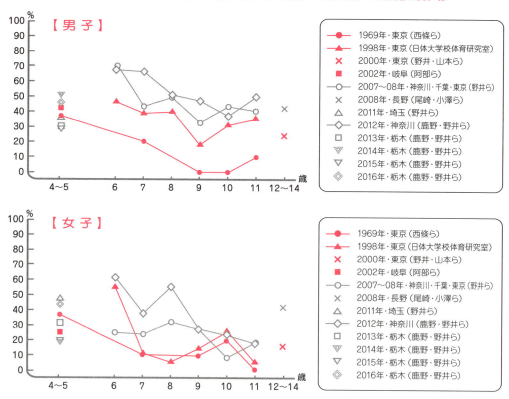

出典：子どものからだと心・連絡会議編（2016）『子どものからだと心 白書2016』p.132

📊 グラフの見かた

　2007〜08年調査、2012年調査の結果をみると、小学校入学時になっても、約7割の男の子がこのタイプに判定されることが気になります。そのため、いわゆる「学級崩壊」や「小1プロブレム」の背景にあるタイプとも予想されています。また、女の子では加齢とともにこのタイプが減少していくのに対して、男の子ではなかなか減少していかない様子も気になります。

図表4　大脳前頭葉・「抑制型」の出現率の加齢的推移

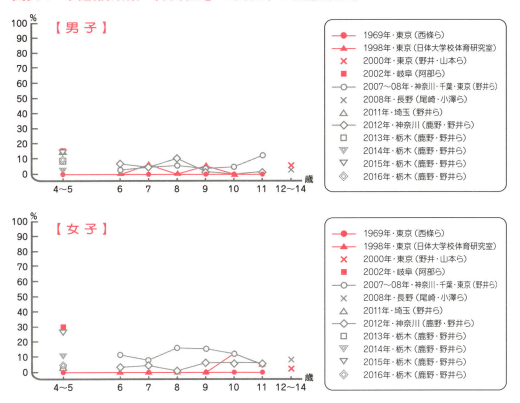

出典：子どものからだと心・連絡会議編（2016）『子どものからだと心 白書 2016』p.134

🏠 グラフの見かた

　1969年調査では観察されなかったのがこのタイプの子どもたちです。ところが、それ以降は年齢に関係なく少しずつ観察されるようになっています。子どもなのに抑えがかかりすぎてしまうわけですから、自分の気持ちを表現することが苦手な子どもたち、おとなしくて"よい子"とみられがちな子どもたちといえるのかもしれません。また、男子では"キレる"という問題行動、女子では援助交際等の問題行動の背景にあるタイプとも予想され、注目されています。

土ふまず
Foot Arch

●ねらい

　土ふまずには、「立った姿勢を安定させる」、「体重がかかったときの衝撃をやわらげるクッションになる」、「地面を蹴るときのバネの働きをする」といった役割があります。そのため、土ふまずができると、長距離歩行や効率のよい歩行ができるようになります。

　一方で、足の趾の曲げ伸ばしは足底の筋肉や腱、靭帯の発達を促すことから、足の趾をたくさん使うはだしによる生活は土ふまずの形成を促すといわれています。ところが、土ふまずの形成率の低さが話題になって、随分と長い年月が経過してしまいました。原因には、身体活動量やはだしで歩く機会の減少などが推測されています。実際、よく運動する子どもやはだしで生活する時間が長い子どもは形成率が高いという報告が多数見受けられます。

　「はだしで動き回ることが、土ふまずの形成率を高めることはわかるものの、ケガが心配！」と思う方もいるかもしれません。ところが、ある幼稚園ではだし教育を始めたところ、園内でケガをした子どもを病院に連れて行った件数は、はだし教育を実施する前よりも少なくなったとも聞きます。はだしによる生活は、土ふまずの形成率を高めるだけでなく、身のこなしや注意力を高めることにもよい影響を与えるようなのです。このようなことから、土ふまずの測定は"からだづくり"の成果を知るための大切な一指標になるといえます。

○用具

（墨汁法）墨汁もしくはフットプリント、用紙、ぞうきん
（写真撮影法）ピドスコープ、カメラ

○測定手順

　ここでは、従来から多用されてきた「墨汁法」について説明します。
① いすに座って足うらに墨汁等をつけます（図表1-A）。
② 両足がつかない程度（約5cm）に足を開いて、用意した紙の上に足を置きます（図表1-B）。このとき、視線は前方2mの印を注視します。
③ 両足に均等に体重をかけて静かに立ちます（図表1-C）。
④ 再びいすに座って、用紙から足を外します（図表1-D）。

○評価

● 図表2のように、足形の外接線の交点と第2趾の中心を結んだ線（Hライン）を基準線とします。プリントのくぼみ（土ふまず）がこのラインから内側にあれば、「できている」（○印）とします。それ以外は、「できていない」（×印）とし、両足が「できている」（○、○）ものを「できあがった（形成された）」と見なします。

● 土ふまずの測定はとても簡単に実施できるので、"からだづくり"の成果を確認するための一指標として、縦断的に測定をしてみることをおすすめします。

- その他、足の成長やゆがみの指標としてA（足の幅）やB（外接線と親指・小指の角度）も観察してみましょう。

図表1　土ふまずの測定（墨汁法）

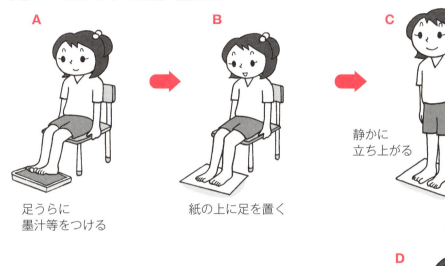

図表2　土ふまず形成の判定方法

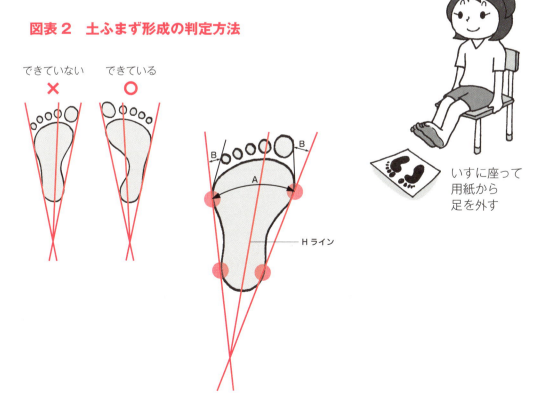

図表3 土ふまずの形成率の加齢的推移

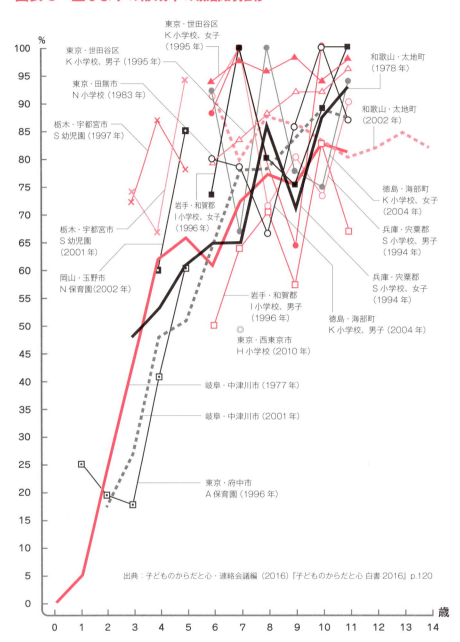

出典：子どものからだと心・連絡会議編（2016）『子どものからだと心 白書2016』p.120

📊 グラフの見かた

この図では、小学校就学前に土ふまずの形成率が急上昇する様子を確認することができます。また、その形成率は園や学校によってバラツキがある様子も見受けられます。

体温
Body Temperature

●ねらい

体温は病気などのときに「熱があるか」という発熱の判断をする1つの指標として用いられます。また、保育園や幼稚園の登園日やプールのある日などには、朝の健康観察として検温が行われているように、普段の健康状態を把握するための目安としても活用されています。

私たちヒトのからだの内部の温度は、ほぼ一定（37℃前後）に保たれるよう調節されています。通常、体温は夜寝ている間に最低体温を迎え、その後起床の1〜2時間前から徐々に高くなり始めて目覚めを迎えます。さらに、昼間活動することで体温は上昇し、日中に最高体温を示した後、就床にかけて徐々に低下するという日内変動を示します。このようなことから、「平熱」という概念については注意が必要です。自分の平熱を把握するためには、1日を通して数回検温を行い、それぞれの時間帯の体温を知ることが必要になります。

子どもの体温については、起床の時間になっても体温が十分に上がらず36℃に達していない「低体温傾向」の子どもの存在が1980年代から心配されています。低体温傾向の背景には、生活の夜型化、朝食の欠食、運動不足といった生活習慣の乱れやそれに伴う自律神経機能の低下、さらには、筋肉量の少なさなどがあげられています。一方、数は多くないものの朝から37℃を超え、日中を通して変化が少なく、1日中37℃前後で平坦に推移している「高体温傾向」の子どもの存在も心配されています。このような高体温傾向の状態は、睡眠中であっても交感神経が優位で、疲れが回復しにくい状況にあるといわれています。

このように体温は、からだの活動水準を知る目安にもなります。

○用具
体温計

○方法

体温は1日のうちで早朝が最も低く、昼間活動をするなかで次第に上昇し、日中に最も高くなるという変動（日内変動）を示します。そのため、たとえば、（1）起床時、（2）朝の会、（3）昼食前、（4）帰りの会、（5）就床時などの時間帯に検温をすることで、1日の体温変動をみることができ、自分のからだのリズムを知ることができます。

検温部位は、わきの下（腋窩）、口腔（舌下）、耳、直腸などですが、日本ではわきの下で測る方法が一般的です。そのためここでは、わきの下での測定方法について説明します。

① 測る前に、わきの下の汗を乾いたガーゼやタオルでふきます（図表1-A）。
② 体温計の先がわきの下の中央のくぼみ部分にあたるように、前下方45度くらいから差し入れます（図表1-B）。
③ わきが密閉されるように腕をからだにぴったりとつけて、わきを閉じます。
④ 肘をわき腹に密着させて、手の平を上向きにすると肘がしまります。さらに、体温計をはさんだ方の肘の部分を

もう一方の手で、外側から軽く押さえて安静にします（図表1-C）。

○**留意点**
- 食事や入浴、運動の後は、体温が上昇するので、30分間くらいは検温を避けてください。
- わきの下に汗をかいていると、正しく測れないので、汗をふいてから測るようにしてください。
- 検温中は動かず、じっとしてください。
- 体温の測定値と一緒に、からだの調子や生活の様子なども記録しておくと、それらの関係を確認するきっかけにもなるでしょう。

図表1　体温測定の方法

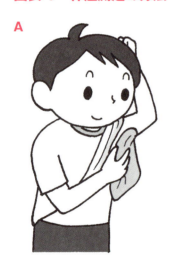

A
わきの下を乾いた
ガーゼやタオルで
ふく

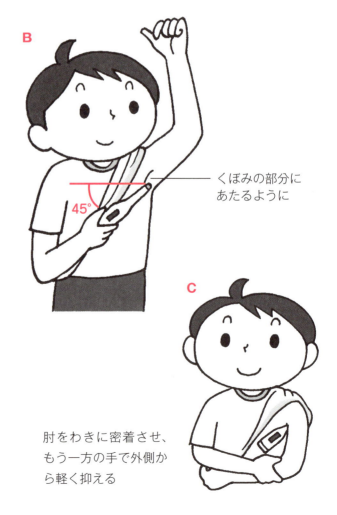

B
くぼみの部分に
あたるように
45°

C
肘をわきに密着させ、
もう一方の手で外側か
ら軽く抑える

図表2　Average群とLow群とにおける腋窩温の日内変動

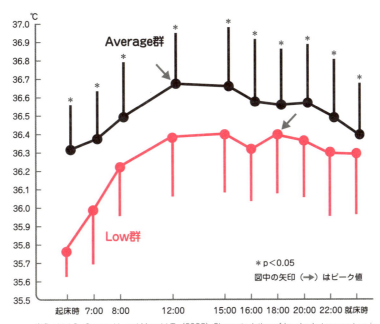

出典：Noi S., Ozawa H. and Masaki T. (2003) Characteristics of low body temperature in secondary school boys. International Journal of Sport and Health Science, 1 (1), 182-187.

📊 グラフの見かた

　起床時の体温が36度未満の低体温傾向の子どもたちは、36℃以上の標準体温群と比べて、1日を通して低い体温レベルで推移しています。また、図中に矢印（↓）で示した1日の最高体温値は、標準体温群が12時台に出現しているのに対して、低体温傾向群では18時台と、より遅い時間帯にずれ込んでいることもわかります。さらに、就床時刻になっても、体温が高いままで起床時のレベルまで下がってきていません。そのため、低体温傾向群では朝はなかなか起きられず、午前中も元気がなく、夜はなかなか寝つけないことが心配されます。

平衡温

　わきの下の温度は、からだの表面の温度ですが、わきを閉じることで温まり、からだの内部とほぼ同じ温度になります。この十分にわきの下が温まった状態の温度を「平衡温」といいます。平衡温を実測するためには、わきをしっかり閉じることが必要で、平衡温に達するには、わきを閉じてから10分間程度かかります。近年、技術の進歩により短時間で平衡温を予測して検温する体温計も市販されるようになりました。しかし、正確な体温を知るためには、水銀体温計や実測式体温計、1分間や3分間などの予測式であっても、最低10分間の検温を心がけてください。
（厚労省のお達しにより、かならず「実測値」が測定できるようになっています。ピピピの予測値が出たあとも測定を続けることにより、次第に実測値になります。）

体位血圧反射
Blood Pressure Regulating Reflex

●ねらい

体位血圧反射法は、脳幹レベルでの疲労を調査するために考案された測定法です。体位の変換に伴う血圧の変動状態をみて、調節機能の働きを評価し、防衛体力の一要素である自律神経系の働きをみようとするものです。

○用具

体位変換台（座位姿勢、臥位姿勢の変換が可能な台。たとえば、縦90cm、横45cm、厚さ1.5cmのベニヤ板2枚を蝶番で組み合わせたものなど）、血圧計、ストップウォッチ、肘かけ台（空き箱や数冊の本などによる代用も可）

○測定手順

① 被検者は、図表1-Aのように、体位変換台に座ります（座位姿勢）。2分後、血圧が安定したところで収縮期血圧（最高血圧）を測定します。
② 図表1-Bのように、被検者は静かに横になり（臥位姿勢）、2分後再び血圧が安定したところで収縮期血圧（最高血圧）を測定します。
③ ②の測定が終了したら、検者は、被検者に気づかれないように速やかかつ急激に被検者を座位姿勢に変換させます。
④ 臥位から座位への姿勢変換の直後（約15秒後）、30秒後、1分後、1分30秒後、2分後、2分30秒後、3分後の収縮期血圧（最高血圧）を測定し、記録します（図表1-C）。

○評価

● 測定手順①の座位姿勢で測定した収縮期血圧（最高血圧）の±2mmHgを基準の血圧範囲として、臥位姿勢から座位姿勢への体位変換後、2分間以内に血圧値が続けて2回基準の血圧範囲にあった場合は「血圧調節良好群」、それ以外は「血圧調節不良群」と判定します（図表2）。

○留意点

● 日内変動による影響を避けるため、検査は午前中に行ってください。
● 血圧を測定するときは、測定部位（上腕部）と心臓の高さが同じになるように、肘かけ台の高さを調節してください。
● 臥位姿勢から座位姿勢に体位を変換させた直後の収縮期血圧（最高血圧）が測定手順①のときに測定した安静時座位の血圧値よりも低くならなかった場合は、再度、臥位姿勢をとって、測定手順②から測定をやり直してください。それでも血圧値が低くならない場合は「測定不能」とします。これらの中には過敏な子が多いことが注目されてきています。

図表1　体位血圧反射法の手順

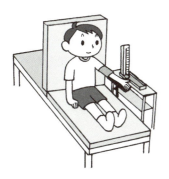

A　安静時座位姿勢
座らせて2分後に測定

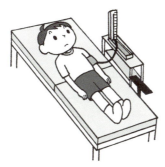

B　安静時臥位姿勢
横にして2分後に測定

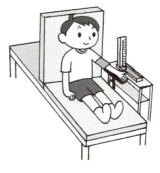

C　体位変換後座位姿勢
急激に座らせて、15秒後、30秒後、1分後、1分30秒後、2分後、2分30秒後、3分後に測定

図表2　血圧変動のタイプ

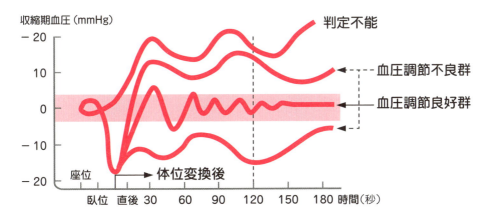

図表3　体位血圧反射法による血圧調節不良群の出現率とその加齢的推移

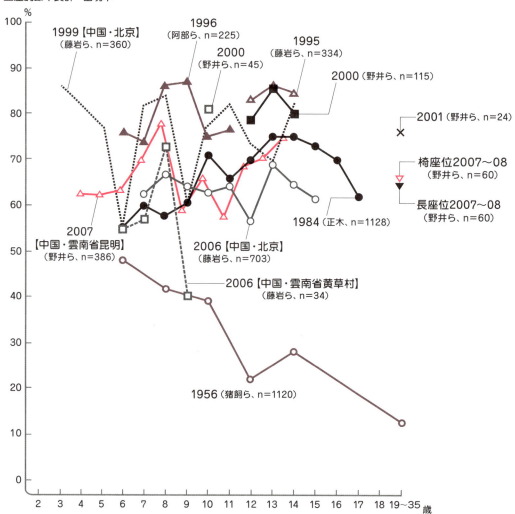

出典：子どものからだと心・連絡会議編（2016）『子どものからだと心 白書2016』p.130

📊 グラフの見かた

　近年の調査では、約60年前の調査で得られたような結果を観察することができなくなってしまいました。すなわち、血圧調節不良群の出現率が極めて高く、もうこれ以上この割合が増えることはないだろうという事態にまで達しているのです。そればかりか、加齢に伴う発達傾向さえ観察できないのです。以上のことから、この出現率を低下させる取り組みの必要性が叫ばれています。同時に、自律神経機能のより簡便な測定方法の開発も期待されています。

寒冷昇圧試験
Cold Pressor Test

●ねらい

寒冷昇圧試験は、冷水刺激により血圧が上昇することを利用し、血圧上昇の程度とその後の回復の程度を交感神経ならびに副交感神経の指標として自律神経機能検査に応用したものです。

近年、朝から不調を訴える子どもの中には、頭痛や腹痛など自律神経機能の不調を予想させる症状を併せて訴える子どもが少なくありません。また、週始めの月曜日に体調不良者が多いという事実は、土日の生活リズムの乱れが自律神経機能の不調を引き起こしているのではないかということを予想させます。

普段目に見えない自律神経機能の働きを可視化することにより、日ごろの体調の好不調と自律神経機能とを関連づけて考えることができます。

○用具

デジタル血圧計、温度計、バケツ、氷水、ストップウォッチ、タオル、机、椅子

○測定手順

① 被検者は、椅子に座って安静にし、検者は、被検者の安静時血圧を測定します。なお、安静時血圧は3回測定します。
② 検者は、安静時血圧を測定しながら、冷水が4℃に保たれるよう、必要に応じて水や氷を追加します。
③ 3回目の安静時血圧を測定した後、被検者は、合図に従って片側の手（親指を除く）の中手指節関節（図表2）までを冷水に浸します。
④ 被検者は冷水に1分間手を浸け、検者は刺激開始から30秒後、60秒後の血圧を測定します。
⑤ ④の後、被検者は、合図に従って冷水から手を出し、検者は離水から30秒後、60秒後、90秒後、120秒後、150秒後、180秒後の血圧を測定します。

○評価

● 【交感神経】安静時血圧の3回の測定値のうち、一番低い収縮期血圧をAとします。また、冷水に手を浸けている間の2回の測定値のうち、高い方の収縮期血圧をBとします。その上で、昇圧反応を以下の式に従って算出します。

$$昇圧反応 = B - A$$

過小反応：昇圧反応が10mmHg未満
標準反応：昇圧反応が10mmHg以上
　　　　　～20mmHg未満
過大反応：昇圧反応が20mmHg以上

● 【副交感神経】冷水から手を出した後、2分以内に収縮期血圧が安静時の収縮期血圧に戻らない場合は、副交感神経の不調が考えられます。

○留意点

● 日内変動による影響を避けるため、検査は午前中に行ってください。
● 冷水に手を浸している間は、強い刺激を伴うことがあるため、あらかじめていねいに説明を行い、不安を取り除くよう心がけてください。

- 測定中は、声を出したり息を止めたりせず、安静時の呼吸パターンを心がけてください。
- 収縮期血圧が40mmHg以上上昇したときや、その絶対値が200mmHg以上になったときは、そこで測定を中止してください。
- デジタル血圧計は1回の測定におよそ30秒程度かかります。測定に使用するデジタル血圧計の1回の測定時間をあらかじめ確認してください。

図表1 寒冷昇圧試験の手順

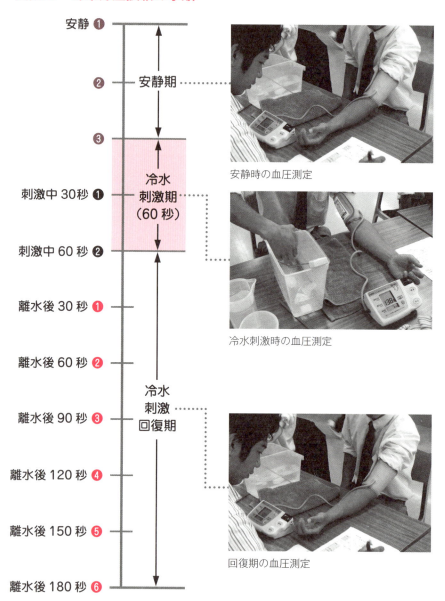

安静時の血圧測定

冷水刺激時の血圧測定

回復期の血圧測定

図表2　冷水に浸ける位置

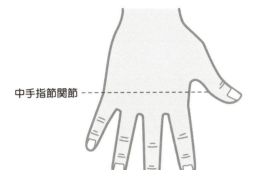

図表3　冷水刺激に伴う収縮期血圧の変動パターン

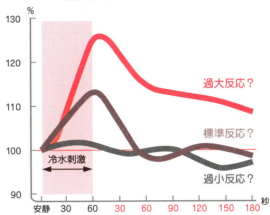

図表4　寒冷昇圧試験による昇圧反応の加齢的推移

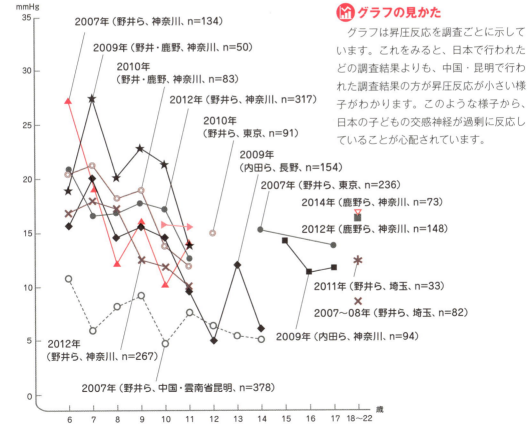

グラフの見かた

グラフは昇圧反応を調査ごとに示しています。これをみると、日本で行われたどの調査結果よりも、中国・昆明で行われた調査結果の方が昇圧反応が小さい様子がわかります。このような様子から、日本の子どもの交感神経が過剰に反応していることが心配されています。

出典：子どものからだと心・連絡会議編（2016）『子どものからだと心白書2016』p.131

図表5　記録用紙の例

（マンシェット・サイズ）	（水温）	（測定時刻）	（測定者）
大・小	℃	am pm　　：	

	収縮期血圧（mmHg）/ 拡張期血圧（mmHg）/ 脈拍（回/分）		記録紙添付欄
安静時①	/	/	
②	/	/	
③	/	/	
冷水刺激中 →30秒	/	/	
→60秒	/	/	
離水後 →30秒	/	/	
→60秒	/	/	
→90秒	/	/	
→120秒	/	/	
→150秒	/	/	
→180秒	/	/	判定 ※記入しないでください。

起立性調節障害
Orthastatic Dysregulation (O.D.)

●ねらい

　近年、何となくからだの調子がおかしいという「不定愁訴」により保健室を訪れる子どもが増えています。その原因の1つには、睡眠不足や生活リズムの乱れなどがあげられます。一方で、一見すると生活に問題がありそうな「朝なかなか起きられない」、「午前中調子が悪い」などの訴えの背景には、起立性調節障害（O.D.）の存在が心配されています。O.D. とは、前思春期から思春期にかけて多発する立ちくらみ、めまい、あるいは脳貧血などの循環器系諸症状を主とする症候群のことであり、一種の自律神経失調症とも考えられています。主な症状としては、「朝なかなか起きられない」、「午前中調子が悪い」、「起立時の立ちくらみ」、「起立状態が続いたときのめまい」、「頭痛や吐き気」などがあります。ひどくなると学校に登校できなくなり、不登校へと移行していくこともあるので、注意が必要です。

　調子の悪さは主に午前中に現れ、夕方から夜にかけて元気になってくる傾向があります。これらの様子をみて「さぼり」、「怠け」と捉えられてしまうことも多く、周囲から適切に理解してもらえず、孤立したり、自信を失ってしまったりすることもあります。

　朝起きられない、朝礼で倒れる、夜更かし、遅刻・欠席が多いなど、O.D. とまではいかなくとも、その傾向があるかどうかを把握することで、子ども自身が自分の健康状態を知り、生活を見直したり、調子が悪くなりにくい生活を心がけたりすることができます。

○調査票

O.D. 問診票（図表1）

○方法

　O.D. の診断については、問診のほかに起立試験や心電図、血圧測定などを行いながら総合的に判断します。しかしながら、時間的な制約もあり、起立試験などを教育現場で実施することは困難です。学校等では小児 O.D. 研究班により作成された O.D. 調査のうち、起立試験を除いた問診票が活用できます。

○判定

　診断基準は、小児 O.D. 研究班が作成した診断基準に従って判定します。

　問診項目はA～Eの「大症状」5項目とa～fの「小症状」6項目の合わせて11項目からなります。11項目の質問に対して「しばしば」、「ときどき」、「たまに」、「ない」の4択で回答してもらいます。

　得られた回答については、大症状Aの「立ちくらみ、あるいはめまいを起こしやすい」とBの「立っていると気持ちが悪くなる、ひどくなると倒れる」などの脳貧血症状については「しばしば」、「ときどき」、「たまに」のときに陽性と判断します。それ以外の項目（大症状の項目C～E、小症状の項目a～f）では「しばしば」、「ときどき」のときにそれぞれを「陽性」とします。陽性の数が次の①②③の場合に、O.D. 傾向と判定します。

> ① 大症状3つ以上
> ② 大症状2つと、小症状1つ以上
> ③ 大症状1つと、小症状3つ以上

○**留意点**
- 器質的疾患や類縁疾患を持っている子どもは除きます。
- 一般的には、問診項目の意味を理解することができるようになる小学校高学年以上を対象としています。
- O.D.の診断については、起立状態を維持して血圧や心電図等も測定しながら総合的に判断を行いますので、問診票のみの結果からO.D.の判断はできません。「O.D.傾向」として、からだの調子を把握することになります。

図表1　O.D.問診票

O.D.問診票
最近2か月以内のあなたの体調について、「しばしば」「ときどき」「たまに」「ない」の選択肢の中から選び、○をつけてください。

	問診項目	選択肢		
大症状	A. 立ちくらみ、あるいはめまいを起こしやすい	しばしば　ときどき　たまに　ない	＋	－
	B. 立っていると気持ちが悪くなる、ひどくなると倒れる	しばしば　ときどき　たまに　ない	＋	－
	C. 入浴時あるいは嫌なことを見聞きすると気持ちが悪くなる	しばしば　ときどき　たまに　ない	＋	－
	D. 少し動くと動悸あるいは息切れがする	しばしば　ときどき　たまに　ない	＋	－
	E. 朝なかなか起きられず、午前中調子が悪い	しばしば　ときどき　たまに　ない	＋	－
小症状	a. 顔色が青白い	しばしば　ときどき　たまに　ない	＋	－
	b. 食欲がない	しばしば　ときどき　たまに　ない	＋	－
	c. 強い腹痛が時々起こることがある	しばしば　ときどき　たまに　ない	＋	－
	d. だるさや疲れを感じる	しばしば　ときどき　たまに　ない	＋	－
	e. 頭痛を感じる	しばしば　ときどき　たまに　ない	＋	－
	f. 乗り物に酔いやすい	しばしば　ときどき　たまに　ない	＋	－

問診票各項目の診断基準

【大症状】
A〈しばしば〉… そっと立つ例も含める
　〈ときどき〉… 1週に1度
　〈たまに〉…… それ未満

B〈しばしば〉… 1週に1度
　〈ときどき〉… 1ヵ月に1度
　〈たまに〉…… 2ヵ月に1度

C〈しばしば〉… 入浴ごとまたは熱い湯に入らず、ぬるま湯に入る
　〈ときどき〉… 入浴回数の半分以上
　〈たまに〉…… 2ヵ月に1度

D〈しばしば〉… 少し動いた時の2/3以上
　〈ときどき〉… 少し動いた時の半分
　〈たまに〉…… 2ヵ月に1度くらい

E〈しばしば〉… 1週に3回以上
　〈ときどき〉… 1週に1〜2回
　〈たまに〉…… それ未満

【小症状】
a〜e〈しばしば〉…… 1週間に3回以上
　　〈ときどき〉…… 1週間に1〜2回
　　〈たまに〉……… それ未満

f〈しばしば〉…… 乗車ごとまたは車に乗れない例も含める
　〈ときどき〉…… 乗車回数の半分以上
　〈たまに〉……… 2ヵ月に1度

◆判定　①大症状3つ以上、②大症状2つと、小症状1つ以上、③大症状1つと、小症状3つ以上

大症状陽性数（＋）　　小症状陽性数（－）　　　　　　O.D.　・NO－O.D.

図表2　O.D. 傾向児出現率の加齢的推移

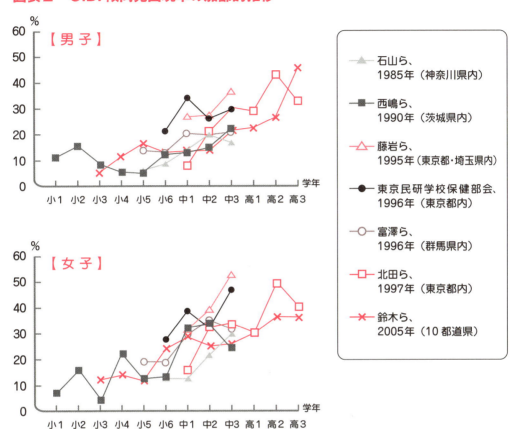

出典:『子どものからだと心 白書 2005』より子どものからだと心・連絡会議が作図

グラフの見かた

　一般的に O.D. は身長が急激に伸びる小学校高学年から中学生にかけて、つまり思春期に発症しやすいといわれています。上記のグラフでも高学年から中学生にかけて、O.D. 傾向児の出現率が急増しているのがわかります。さらに高校生になってもその割合が高いままであることも気になるところですが、この背景には多分に生活習慣の乱れが加わっていると考えられています。

【参考文献】
- 木村隆夫『起立性調節障害　小児の立ちくらみ・めまいを中心として』1987、医歯薬出版株式会社
- 大国真彦『起立性調節障害　朝、起きられない子どものために』2009、芽ばえ社
- 田中英高『起立性調節障害がよくわかる本　朝起きられない子どもの病気』2013、講談社

疲労自覚症状
Subjective Symptoms of Fatigue

●ねらい

近年、学校の保健室では、来室するとすぐにベッドやソファーに寝転がる子どもが増えているという報告も寄せられ、"疲れ"を意識している子どもが常態化しているのではないかと心配されています。

この調査は、子どもの自覚的な疲労の実態をより具体的に明らかにしていくことをねらいとしています。

> これまで、疲労自覚症状の実態を調査する際には「自覚症状しらべ」（日本産業衛生学会産業疲労研究会）を使用していましたが、新版「自覚症しらべ」が現代版として改正されました。この調査票を使用することで疲労自覚症状をより詳細に、さらには群別に数量化できるようになりました。

○調査票

新版「自覚症しらべ」（図表4）

○留意点

- 発達段階によっては調査票の質問内容が理解しにくく、調査結果を正確に評価できないことがあるため、幼児～小学校低学年までは質問項目を口頭で伝え、どのようなからだの状態であるかを丁寧に説明することが必要です。説明を加えても質問内容が理解できない場合は、幼児版疲労症状調査票を使用して調査を行うこともできます。また、フリッカーテスト（20ページ）等のからだの指標を用いて疲労自覚症状を評価することをおすすめします。

図表1　新版「自覚症しらべ」の群別にみた質問項目一覧

質問項目				
I群・ねむけ感	II群・不安定感	III群・不快感	IV群・だるさ感	V群・ぼやけ感
あくびがでる	いらいらする	頭がおもい	肩がこる	目がかわく
ねむい	おちつかない気分だ	気分がわるい	手や指がいたい	目がいたい
やる気がとぼしい	不安な感じがする	頭がいたい	腕がだるい	ものがぼやける
全身がだるい	ゆううつな気分だ	頭がぼんやりする	腰がいたい	目がつかれる
横になりたい	考えがまとまりにくい	めまいがする	足がだるい	目がしょぼつく

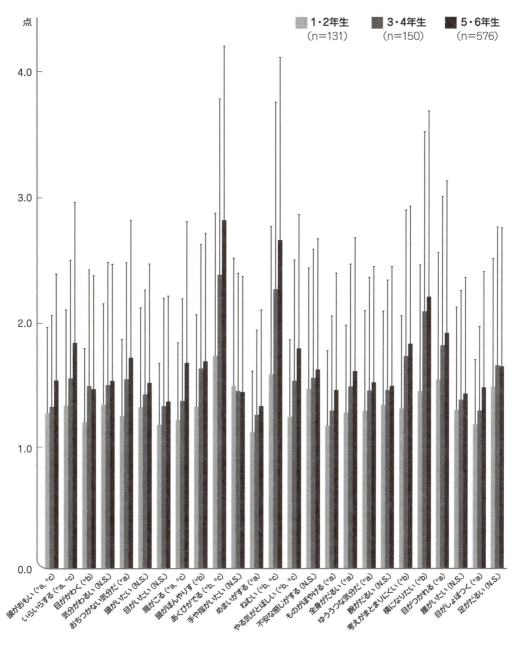

図表2　低・中・高学年別にみた疲労自覚症状の項目別得点

図表3　学年別にみた疲労自覚症状群別得点

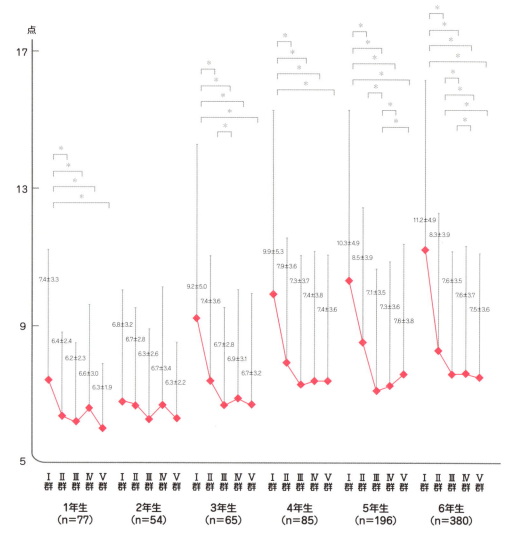

注1：Ⅰ群・ねむけ感、Ⅱ群・不安定感、Ⅲ群・不快感、Ⅳ群・だるさ感、Ⅴ群・ぼやけ感
注2：図中の数値は mean ± S.D.
注3：統計処理には一元配置分散分析を用いた。
注4：* : $p < 0.05$、N.S. : not significant

グラフの見かた

　新版「自覚症しらべ」を用いて小学生を対象に疲労自覚症状を検討した調査では、「あくびがでる」、「ねむい」、「横になりたい」といった自覚症状を訴える子どもが多い様子がわかります。また、その割合も学年が進むと次第に強まっています（図表2）。群別に比べると、どの学年でも「Ⅰ群・ねむけ感」が強く、疲労を自覚する要因の1つに"睡眠・覚醒機能"が関連していることが予想できます。そのため、この調査を行う際には睡眠・覚醒機能の実態についても併せて調査を行い、多角的にその要因を探ることも重要と考えられます。

図表4　新版「自覚症しらべ」調査票

自覚症しらべ

氏名 _____　男・女 _____　歳

記入日・時刻　　　月　　　日　　　午前・午後　　　時　　　分　記入

いまのあなたの状態についてお聞きします。

　つぎのようなことについて、どの程度あてはまりますか。すべての項目について、1「まったくあてはまらない」〜5「非常によくあてはまる」までの5段階のうち、あてはまる番号1つに○をつけてください。

	質問項目	まったくあてはまらない	わずかにあてはまる	すこしあてはまる	かなりあてはまる	非常によくあてはまる
1	頭がおもい	1	2	3	4	5
2	いらいらする	1	2	3	4	5
3	目がかわく	1	2	3	4	5
4	気分がわるい	1	2	3	4	5
5	おちつかない気分だ	1	2	3	4	5
6	頭がいたい	1	2	3	4	5
7	目がいたい	1	2	3	4	5
8	肩がこる	1	2	3	4	5
9	頭がぼんやりする	1	2	3	4	5
10	あくびがでる	1	2	3	4	5
11	手や指がいたい	1	2	3	4	5
12	めまいがする	1	2	3	4	5
13	ねむい	1	2	3	4	5
14	やる気がとぼしい	1	2	3	4	5
15	不安な感じがする	1	2	3	4	5
16	ものがぼやける	1	2	3	4	5
17	全身がだるい	1	2	3	4	5
18	ゆううつな気分だ	1	2	3	4	5
19	腕がだるい	1	2	3	4	5
20	考えがまとまりにくい	1	2	3	4	5
21	横になりたい	1	2	3	4	5
22	目がつかれる	1	2	3	4	5
23	腰がいたい	1	2	3	4	5
24	目がしょぼつく	1	2	3	4	5
25	足がだるい	1	2	3	4	5

出典：日本産業衛生学会 産業疲労研究会、2002年

閉眼片足立ち
Closed-eyes Foot-Balance

● ねらい

閉眼片足立ちでは、眼からの感覚情報を遮断して、視覚に頼らない平衡能（バランス能）を観察します。

平衡能とは、視覚、前庭感覚（三半規管等の働き）、筋肉感覚等からの情報をもとに自分の姿勢や体位を認識して、より安定した姿勢や体位に調節する能力のことをいいます。閉眼で行うこの検査では、視覚以外の感覚情報による平衡能を観察することになります。実際の検査場面では、重心の動揺を吸収できるからだの柔軟性や動揺に耐えられる筋力等も重要になってきます。

1960 年代までの子どもたちは、小学校を卒業する頃までにおよそ 90％が「合格」していました。ところが、1970 年代以降の子どもたちは、その合格率が極端に下がってしまったことから、平衡能の低下が心配されています。

ここでは、数ある閉眼片足立ちの測定方法のうち、狩野によって考案された「狩野式運動能発達検査法(67 項目)」の「A. 平衡機能」について紹介します。

○ 用具

ストップウォッチ、もしくは秒針付きの時計（10 秒正確に計測できるもの）

○ 測定手順

① 被検者は素足で床に立ちます。
② 検者の「用意」の合図で被検者は両手を腰にあてます。
③ 検者の「始め」の合図で被検者は目を閉じて、片足を上げ、その足の裏を支持足の膝の内側につけて立ちます。
④ 測定は 10 秒間とし、検者の「やめ」の合図で測定を終えます。
⑤ 以上の手順に従って、左右ともに、練習と測定を各 1 回ずつ行います。

○ 評価

両足とも 10 秒間のうちに、以下に示すことがなければ「合格」と判定します（図表1）。
● 閉じている目が開いた
● 両手もしくは片手が腰から離れた
● 支持足の位置がずれた（つま先やかかとだけがずれた場合も含む）
● 床から上げている足が支持足から離れた

○ 留意点

● すべらない平らな床で行います。倒れたとしても、人や物にぶつからないような安全な場所を選んで測定してください。
● 同時に複数の被検者で測定を行う場合は、倒れた被検者が測定中の被検者にぶつからないように広めの間隔をとって行ってください。
● 検者の「始め」の合図で、被検者は、目を閉じることと足を上げることを同時に行うように注意してください。

図表1　閉眼片足立ちの測定方法と判定

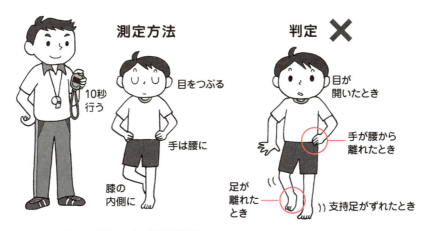

図表2　閉眼片足立ちの加齢的推移（日教組・民研1979年調査から）

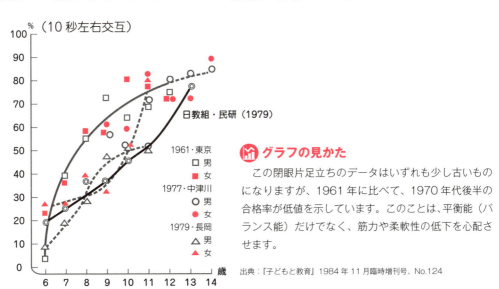

🏠 グラフの見かた

　この閉眼片足立ちのデータはいずれも少し古いものになりますが、1961年に比べて、1970年代後半の合格率が低値を示しています。このことは、平衡能（バランス能）だけでなく、筋力や柔軟性の低下を心配させます。

出典：『子どもと教育』1984年11月臨時増刊号、No.124

狩野式運動能発達検査法…この検査法は、1953年に狩野広之氏により幼児や小学生を対象とした運動機能の検査として開発されました。検査は67項目あり、課題の性質によって「A. 平衡機能＝14項目」、「B. 全身運動の協調＝22項目」、「C. 手指運動の協調＝17項目」、「D. 分離・模倣運動＝14項目」に分類されています。具体的に検査項目をあげてみますと、本書で紹介している「閉眼片足立ち」、「閉眼接指」、「ボールの的入れ」の他に、「眼を開けて両足のつま先で立つ（A）」や「5mの距離を片足とびで床上の小箱をけって送る（B）」、「書物100ページを1分以内に1枚ずつ次々とめくる（C）」、「拳でひざをさすり、掌でひざをたたく（D）」など、子どもが興味・関心をもって取り組めそうな検査項目があります。1960年代に正木ほかが、1970年代には岸本ほかが精力的にこの検査法を用いて、わが国の子どもの発達の様子を調べており、貴重なデータとなっています。

閉眼接指
Closed-eyes Finger-touch

●ねらい

閉眼接指は、両眼を閉じることによって視覚からの感覚情報を遮断し、空間で左右の腕の高さを調整しながら両手の人差し指の先をぴったり合わせようとするものです。そのためこの測定では、腕の筋肉感覚を観察しています。

正木ほかによる1961年の調査では、小学1年生から6年生までのすべての子どもが「合格」と判定されました。ところが、1970年代以降に行われているその後の調査では、おおむね20～60％台の合格率に止まっており、子どもの筋肉感覚の鈍化が心配されています。

なお、この測定も、「閉眼片足立ち」同様、「狩野式運動能発達検査法」の1つであり、「D. 分離・模倣運動」の項目に属しています。

○測定手順

① 被検者は両眼を閉じます。
② 被検者は両腕を水平に上げて、両手の人差し指を内側に向けます。
③ 指先の間隔が肩幅程度になるようにし、肘を軽く曲げます。
④ 両手の人差し指をできるだけゆっくり（10秒くらいで）接近させます。
⑤ 以上の手順に従って、検者は被検者に閉眼接指の方法を説明し、演示してみせます。
⑥ 被検者は目を開けたまま練習を2～3回行います。
⑦ 被検者は目を閉じて1回練習します。
⑧ 測定を1回行い判定します。

○評価

- 判定は、指先がぴったりとくっついた場合に「○」、ぴったりではないものの指先が触れた場合に「△」、指先が触れなかった場合に「×」とします（図表1）。
- 合格率は、上記の判定結果をもとに「○」のみの割合で算出します。

○留意点

- 測定に際しては、検者が示範と「できるだけゆっくりと（10秒でくっつくくらいのスピードで）」という指示を忘れないようにしてください。
- 肩に力を入れないようにしてください。
- 試行回数は1回とします。

図表1　閉眼接指の測定方法と判定

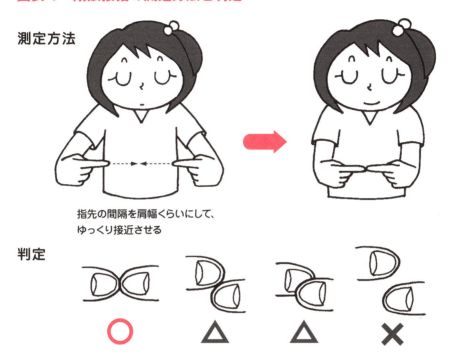

図表2　閉眼接指合格率の加齢的推移

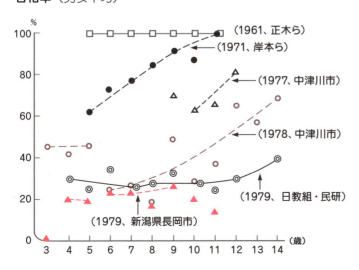

出典：『子どもと教育』1984年11月臨時増刊号、No.124

🔍 グラフの見かた

1961年調査の結果ではすべての子どもが合格していました。1970年代中頃は、加齢とともに上昇するものの、低年齢では60〜80％という合格率でした。その後、1970年代後半には20〜50％の合格率であり、筋肉感覚の低下が心配されます。

ボールの的入れ
Ball Control Throw

●ねらい

ボールの的入れでは、視覚と腕の協応動作が上手にできるどうかを観察することで身体協応性の発達をみようとするものです。

正木ほかによる1961年の調査では、1960年代の子どもたちは先に解説した「閉眼片足立ち」と同様に、小学校卒業までに90%の子が「合格」していました。その後は、男子が女子より合格率が高くなるという性差が表れるようになり、男女によるボール遊びの経験の多寡が要因ではないかと考えられます。

なお、この測定も、「閉眼片足立ち」、「閉眼接指」同様、「狩野式運動能発達検査法」の1つであり、「B. 全身運動の協調」の項目に属しています。

○用具

ソフトテニスボール1～3個、直径30cmの穴を空けた箱（段ボール箱等）

○測定手順

① 検者は、的の高さを被検者の腰の高さくらいになるように設置し、的から2.5m離れたところにライン（目印）を引きます。
② 検者は、ラインに被検者を立たせ、ラインを踏み超えないように指示します。
③ 被検者は、ソフトテニスボールを下手投げで的の穴に入れます。
③ 測定を3回行い判定します。

○評価

- 判定は、3回連続で実施のうち1回でも的に入れば「合格」とします。
- ボールがはずんで的の外に出ても「合格」とします（図表2）。

○留意点

- 的は、低・中・高学年ごとに高さを変えるとよいでしょう。
- ボールを投げる際は、必ず下手投げにしてください。
- 3回の投球のうち、1回でも的に入れば「合格」としますが、1回目から3回目までをそれぞれ「入った＝○」、「入らなかった＝×」と記録しておくと、入った回数や何回目で入ったか等の比較もできます。
- ボールが的に入った後に、はずんで箱から出てしまうことがあるので、検者は1回の投球ごとによく観察をしてください。

図表1　ボールの的入れの測定方法

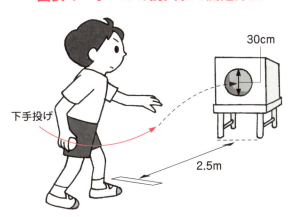

「入った」、「入らない」を記録しておくとよい

図表2　ボールの的入れの判定方法

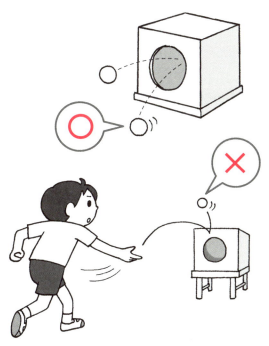

図表3　ボールの的入れ合格率の加齢的推移

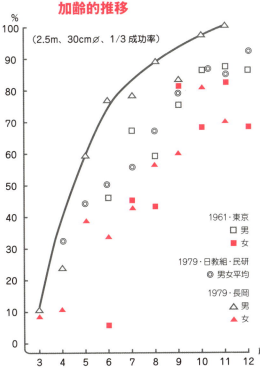

(2.5m、30cmØ、1/3 成功率)

1961・東京
□ 男
■ 女

1979・日教組・民研
◎ 男女平均

1979・長岡
△ 男
▲ 女

📊 グラフの見かた

図表3は、ボールの的入れで合格した者の割合を示しています。どの調査・年齢においても女子より男子の合格率が高いことがわかります。また、1961年調査に比べると、1970年代後半調査の合格率が高い様子もうかがえます。

出典：『子どもと教育』1984年11月臨時増刊号、No.124

からだの意識しらべ
Body Awareness Survey

●ねらい

子どもたちがからだの様子を、どのように捉えているのかを見ようとする項目です。調子の良し悪しを見分けたり感じたりできるか、からだについてのめあてやこうなりたいという願いをもっているか、どのような生活をしようとしているかを調べる中で、からだへの意識を深めることもねらいとしています。

○方法

記入時間は 10 分程度を目安とします(学校・学年段階に応じて変更してもよい)。

ここでは岐阜県中津川市の学力充実推進委員会が、1977年以来実施したものを基に、加筆修正したものを例として取り上げます。調査項目については、子どもたちの実態等によって項目を変えて行うことも可能です。

○調査票

からだの意識しらべ（図表１）

図表１ 「からだの意識しらべ」の調査票

からだの意識調査

（　）年（　）組（　）番　なまえ（　　　　　　）

1. あなたは自分のからだについてどう思っていますか。
   どれかに○をつけて、その理由を書いてください。

① けんこうについて
   1 とてもじょうぶ
   2 じょうぶ
   3 ふつう
   4 よわい
   5 とてもよわい

   その理由

① からだのちから（体力）について
   1 とてもある
   2 ある
   3 ふつう
   4 たりない
   5 とてもたりない

   その理由

2. あなたは自分のからだについて、心配ごとや悩んでいることがありますか。
   ある人は、どんなことか書いてください。

   1 ある →
   2 ない

3. あなたは、自分のからだをじょうぶにするために気をつけていることがありますか。
   ある人は、どんなことか書いてください。

   1 ある →
   2 ない

4. あなたは、自分のからだのちょうしのよい、わるいを自分で見つけることができますか。できる人はどのようにして見つけるか書いてください。

   1 できる →
   2 できない

5. あなたは、大きくなったときどんなからだになりたいと思っていますか。
   その理由も書いてください。

   からだのめあて

   その理由

6. あなたは、毎日の生活をどうかんじていますか。それはなぜですか。

   1 たのしい
   2 たのしくない
   3 どちらでもない

からだの疑問しらべ
Question of the Body Survey

●ねらい

　子どもたちがからだのどのようなことに疑問をもち、何を知りたがっているのかを把握するための項目です。

　私たちは、「からだの学習」を行う際に、子どものからだの実態や事実、教師の願い、子どもの疑問から出発するような内容でありたいと考えています。これまで紹介した調査で、子どものからだの実態や事実を捉えることができたと思いますので、ここでは子どもの疑問に注目します。

　疑問は学習意欲の基礎であり、認識の第一段階とされています。そのため疑問は教育現場で学習の出発点としても用いられています。このことは、「からだの学習」でも例外ではありません。今までにも、子どものからだに関する疑問を出発点にして行われている学習は数多くあり、1つの疑問が解決すると次の疑問が子どもたちにわきおこってくることも報告されています。また、「どうしてだろう」、「なぜだろう」と主体的に考えることのできる学習を行うためにも、子どもたちが抱いているからだに関する疑問を収集し、それらの疑問を足がかりとして、学習を展開させていくことは有効であると考えています。

　この調査では、子どもが日頃から抱いている疑問を自由記述方式で書いてもらうため、その種類は膨大なものになることが予想されます。そこで、今までに私たちが収集したからだに関する疑問には、どの部位に関するものが多かったのか、その内容は主にどのようなものであったのかも併せて紹介します。

○調査票

からだの疑問しらべ

○方法

　用紙に「あなたが"からだ"についてわからないこと、知りたいこと、疑問に思うこと、不思議だと思うことを書いてください。いくつでもいいです。たくさん書いてください」と指示します。記入時間は10分程度を目安とします。

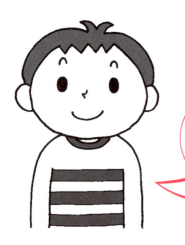

からだに関する疑問しらべ
小学校低学年で多く出されたからだの部位ベスト10

1位	ヒト・人間	6位	髪の毛
2位	からだ	7位	足
3位	手	8位	心臓
4位	骨	9位	おなか
5位	目	10位	耳

低学年では、「からだに関する身近な疑問」が多かった。

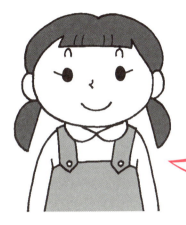

からだに関する疑問しらべ
小学校中学年で多く出されたからだの部位ベスト10

1位	ヒト・人間	6位	骨
2位	からだ	7位	歯
3位	髪の毛	8位	男性
4位	目	9位	女性
5位	爪	10位	足

中学年では、「からだの育ちに関する疑問」が多かった。

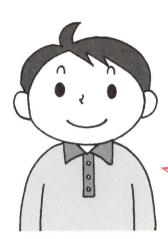

からだに関する疑問しらべ
小学校高学年で多く出されたからだの部位ベスト10

1位	ヒト・人間	6位	骨
2位	からだ	7位	指
3位	爪	8位	脳
4位	髪の毛	9位	足
5位	目	10位	耳

高学年では、「からだの変化に関する疑問」が多かった。

出典：下里彩香、野井真吾（2013）「子どもが抱く"からだ"に関する疑問内容の分析：テキストマイニング手法を用いて」『日本教育保健学会年報』20、3-22

子どもから出された疑問の具体例
- なぜ、手に爪があるのか
- なぜ、歯は生え変わるのか
- 骨は何本あるのか
- なぜ、けがをしたら血が出るのか　など

からだの名称しらべ
Name of Body Survey

●ねらい

現在の子どもたちは、からだについてよく知らないのではないか、興味や関心がなくなっているのではないか、人間のからだについて教えられていないのではないかといわれます。

谷田貝は、「からだの部位の名称を知らないというのは、からだに対する知識が低いからで、それは相手のからだに対しても意識が低いことになる」と指摘しています。私たちは、発達段階に応じたからだの名称の獲得は子どもたちがからだに興味や関心を抱くだけでなく、人間のからだそのものを認識していく大切な過程であると考えています。

この調査では、子どもたちに20部位のイラストの名称を記述式で回答してもらいます。設問は、(1)～(9)はからだの目に見える表面の部位、(10)～(20)はからだの内部の部位となっています。

次項の「からだ機能しらべ」と併せて調査をすることで、「からだの知識」を捉えることができます。

○調査票
からだの名称しらべ（図表２）

○方法
記入時間は10分程度を目安とします(学校・学年段階に応じて変更してもよい)。

○評価

- 回答にあたっては、(3)「薬指」を「おねえさん指」、(18)「頭蓋骨」を「がい骨」というように日頃から頻繁に使用されている呼び名や、(13)「脳（のう）」を「のお」、(19)「腎臓」を「腎蔵」というような言葉や漢字の間違いなど、基本的な意味が間違っていないと解釈できるものは正答とします。

- さらに、(12)「腸」を「小腸」「大腸」、(13)「脳」を「左脳」というように、イラストに示されている部位の一部分のみを回答した場合も、基本的意味が間違っていないと解釈できるので正答とします。

- 1個1点として20点満点で評価します。

○調査の解答

(1) 眉毛 (2) 目 (3) 薬指 (4) 肘（ひじ） (5) ふくらはぎ (6) 踵（かかと） (7) 脛（すね） (8) 土ふまず (9) 臍（へそ） (10) 心臓 (11) 肺 (12) 腸 (13) 脳 (14) 胃 (15) 肋骨・あばら骨 (16) 骨盤 (17) 肩甲骨 (18) 頭蓋骨（とうがいこつ） (19) 腎臓 (20) 膀胱（ぼうこう）

【参考文献】
谷田貝公昭「意外に知らないからだの名前」『ヘルシスト』66 (11)：34-38, 1987

図表 1　からだの名称しらべの項目別正答率

学年・学校段階（n）	1. 眉毛	2. 目	3. 薬指	4. 肘	5. ふくらはぎ	6. 踵	7. 脛	8. 土ふまず	9. 臍	10. 心臓
小学1・2年 (221)	94.1	97.3	74.7	85.5	8.1	83.7	12.7	10.0	90.0	35.7
3・4年 (495)	96.2	95.6	84.8	93.7	47.5	92.1	35.2	33.3	97.8	60.4
5・6年 (507)	98.0	95.7	91.1	97.0	67.5	96.5	58.8	46.9	98.2	74.5
中学生 (1,622)	98.2	94.8	92.3	97.3	78.8	96.9	65.6	64.9	98.1	87.0
高校生 (744)	98.3	96.2	95.7	98.1	90.7	98.3	80.4	84.3	98.5	95.0
大学生 (273)	99.3	99.6	99.3	99.3	95.2	99.3	94.5	92.3	99.6	98.2

学年・学校段階（n）	11. 肺	12. 腸	13. 脳	14. 胃	15. 肋骨	16. 肩甲骨	17. 骨盤	18. 頭蓋骨	19. 腎臓	20. 膀胱
小学1・2年 (221)	23.1	13.6	76.0	43.0	13.1	0.9	0.5	22.2	0.9	0.9
3・4年 (495)	53.9	47.5	88.9	65.5	34.1	4.2	8.7	47.7	2.2	2.4
5・6年 (507)	77.7	66.7	91.5	80.7	66.1	7.7	19.1	66.3	10.8	15.0
中学生 (1,622)	94.5	83.0	91.2	94.3	80.1	23.2	48.7	74.1	33.5	44.6
高校生 (744)	95.7	88.0	95.0	95.2	90.3	37.0	68.8	85.6	51.6	66.9
大学生 (273)	97.1	96.3	96.0	97.4	96.3	70.3	82.8	94.5	63.0	74.7

注：表中の数値は、%を示す。

表の見かた

　図表1は、名称しらべの正答率を学年・学校段階別に示したものです。この表からわかるように、からだの目に見える表面の部位における正答率が90%未満であった項目は、小学校1・2年生が薬指、肘、ふくらはぎ、踵、脛、土ふまず、小学校3・4年生が薬指、ふくらはぎ、脛、土ふまず、小学校5・6年生・中学生でふくらはぎ、脛、土ふまず、高校生が脛、土ふまずでした。また、からだの内部の部位でその正答率が90%以上であったものは、小学校段階では5・6年生の脳だけであり、中学生では肺、脳、胃、高校生では心臓、肺、脳、胃、肋骨、大学生では心臓、肺、腸、脳、胃、肋骨、頭蓋骨でした。

図表2 「からだの名称しらべ」の調査票

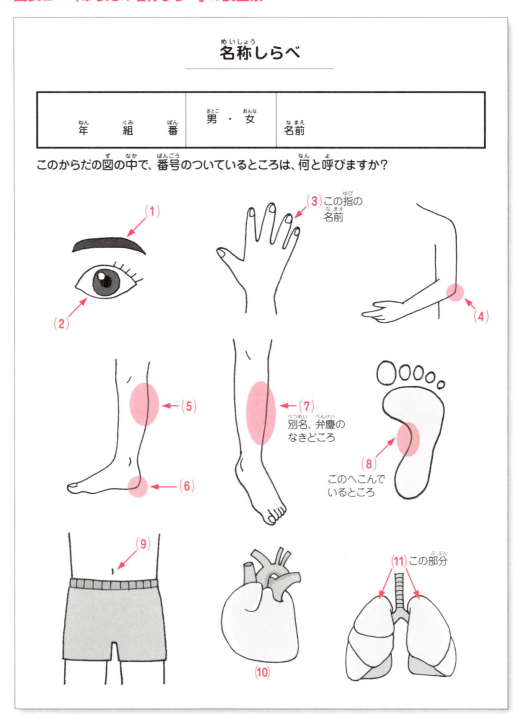

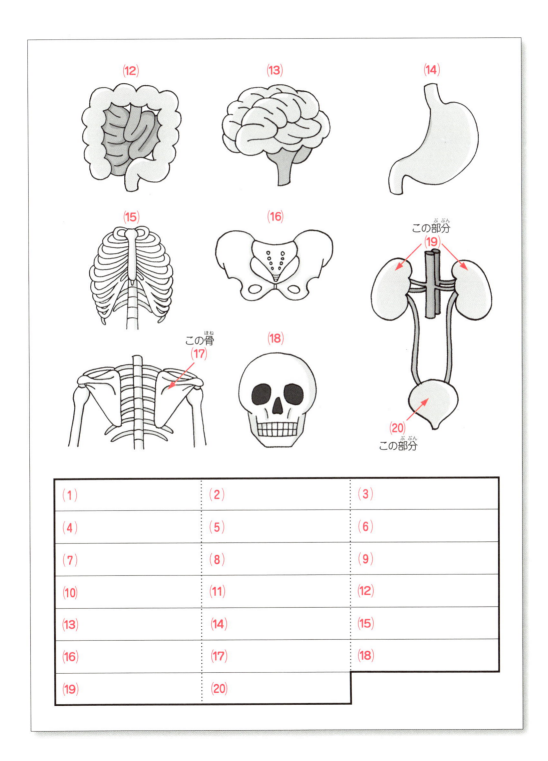

からだの機能しらべ
Function of the Body Survey

●ねらい

前項の「からだの名称しらべ」と併せて調査することで、子どもたちの「からだの知識」を捉えることができます。

「からだの知識」については、「からだの目に見える表面の部位」から「からだの内部の部位」へ、「名称」から「機能」へと、その発達段階に応じてからだへの認識を深めていってもらいたいと願っています。

また、「からだの疑問しらべ」と「からだの知識」にも深い結びつきがあり、からだに関する疑問がないと回答した子どもに比べて、1つ以上の疑問を抱いていた子どもの方が「からだの知識」の得点が高いこともわかっています。

この調査では、子どもたちにからだの働きの書かれた10部位の名称を記述式で回答してもらいます。

○調査票

からだの機能しらべ（図表2）

○方法

記入時間は10分程度を目安とします（学校・学年段階に応じて変更してもよい）。

○評価

- 回答にあたっては、(5)「脳（のう）」を「のお」、(8)「肝臓」を「肝蔵」というような言葉や漢字の間違いなどは、基本的な意味が間違っていないと解釈できるので正答とします。
- 1項目1点として10点満点で評価します。

○調査の解答

(1) 耳　(2) 胃　(3) 肺　(4) 肝臓　(5) 脳　(6) 鼻　(7) 骨　(8) 腎臓　(9) 心臓　(10) 腸

図表1　からだの機能しらべの項目別正答率

学年・学校段階 (n)	1.耳	2.胃	3.肺	4.肝臓	5.脳	6.鼻	7.骨	8.腎臓	9.心臓	10.腸
小学1・2年 (221)	92.8	43.4	11.3	6.3	57.0	81.0	20.8	0.9	18.1	21.7
3・4年 (495)	97.4	57.4	24.4	3.8	78.8	94.9	33.1	1.6	24.6	34.5
5・6年 (507)	97.6	69.4	39.5	12.4	90.3	97.2	41.6	10.5	49.1	50.7
中学生 (1,622)	97.3	79.4	66.6	39.0	92.0	92.0	47.1	24.7	75.3	66.0
高校生 (744)	99.2	91.8	72.3	53.9	95.7	95.7	63.4	44.4	89.0	79.3
大学生 (273)	98.2	96.0	77.3	46.5	96.3	98.9	77.7	47.6	93.0	93.0

注：表中の数値は、％を示す。

📊 表の見かた

図表1は、機能しらべの正答率を学年・学校段階別に示したものです。この表からわかるように、小学校1・2年生で正答率が90％を超えたものは耳だけでした。その他、小学校3・4年生では鼻、小学校5・6年生・中学生では脳、鼻、高校生では胃、脳、鼻、大学生では胃、脳、鼻、心臓、腸が正答率90％を超えました。

図表2 「からだの機能しらべ」の調査票

機能調査

学校名	学校	年　　組　　番	※記入しないでください。 ID
年齢　　　歳	男・女	名前	

家族構成 ＊一緒に住んでいる人に○をつけてください。

祖父（　　人）　　祖母（　　人）　　父　母

兄（　　人）　　姉（　　人）　　弟（　　人）　　妹（　　人）

叔父・伯父（　　人）　　叔母・伯母（　　人）　　その他（　　人）

次の"からだ"の働きは、"からだ"のどの部分でおこなわれるものですか？　その名前を答えてください。（答えはひらがなでもいいです。）

	答え
(1) 音を聞く働きをするところはどこですか？	
(2) 食べものを消化し（溶かし）、腸での吸収（取り込み）を準備するところはどこですか？	
(3) 血液中（血の中）の酸素と二酸化炭素を交換するところはどこですか？	
(4) 栄養を分解して（わけて）合わせたり、毒をなくしたり、ためたりするところはどこですか？	
(5) ものを考えたり、言葉を話したり、運動の命令をだすところはどこですか？	
(6) 呼吸（息を）し、においをかぐところはどこですか？	
(7) カルシウムをためておくところはどこですか？	
(8) 血液中（血の中）のいらないものをろ過し（こし）て、取りのぞくところはどこですか？	
(9) 血液（血）を全身（体）に送りだすポンプの役割をしているところはどこですか？	
(10) 栄養や水分を吸収し（取り込み）、便（うんこ）をつくるところはどこですか？	

歩数（身体活動量）
Steps (Physical Activity by Pedometer)

●ねらい

歩数は、エネルギー消費量や心拍数などとの相関が高いことから身体活動量の目安になります。

幼児期の身体活動量の多寡が、運動能力の発達やその後の運動習慣の形成に影響を与えるという研究は、これまでにもたくさん報告されています。最近では、野外での活動の時間が減少する冬場や平日に比べ土曜日、日曜日、長期休暇期間等の家庭で過ごす時間が多くなる日に歩数が減少することが心配されています。

小学生を対象とした文部科学省の調査によると、1970 年代の子どもは 1 日平均 2 万 7,000 歩であった歩数が、その 30 年後の調査では 1 万 3,000 歩にまで減少しています。文部科学省は、この状況を鑑み、子どもたちの体力を高めていくためには「1 日 1 万 5,000 歩」程度を目標とすることが妥当としています。

○用具

市販の歩数計（従来型の振り子式に比べて、加速度センサー内蔵式の方が正確な測定ができます。）

○測定手順

① 歩数計の機種によって装着する部位が異なるため、取扱説明書の指示に従って歩数計を装着してください。
② 活動が終わったら歩数計を取り外し、歩数を確認します。

○評価

- 歩数測定を定期的に実施したり、時間帯ごとの値を観察することで身体活動の状況を客観的に把握することができます。また、体調がよいときと悪いときの歩数を比較することで理想的な身体活動量を探る手がかりにもなります（図表 1「記録用紙の例」参照）。
- 歩数計の結果を見ながら、どんな過ごし方をしていたかをクラスで共有することにより、クラス全体の身体活動量を上げることにもつながっていきます。

○留意点

- 歩数計は、種類によって測定感度が異なります。何日か調査する場合や定期的に調査するときは、同じ歩数計を使用してください。
- 測定の際は、入浴時、就寝時には歩数計を外すこと、着替え時には歩数計をつけ替えること等に注意してください。
- 歩数計のタイプに合わせて装着し、普段通りの生活を心がけてください。
- 子どもは歩数計を装着するだけで、友だちと比べるなどして、普段よりも歩数が増えてしまう傾向があります、そのため、測定に先立って 3〜4 日程度の練習期間を設定しておくとよいでしょう。

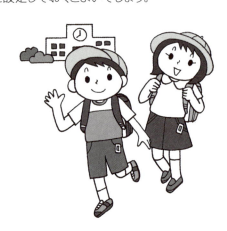

図表1　記録用紙の例（1週間の活動量の変化を検証する場合）

歩数（活動量）個人調査票

年　　組　　番　氏名

	日付	天気	からだの調子	歩数
月				
火				
水				
木				
金				
土				
日				

5　4　3　2　1

※「からだの調子」は、
　5段階で評価してみましょう．

0　2000　4000　6000　8000　10000　12000　14000　16000　18000　20000　歩

図表2　1日の総歩数の加齢的推移

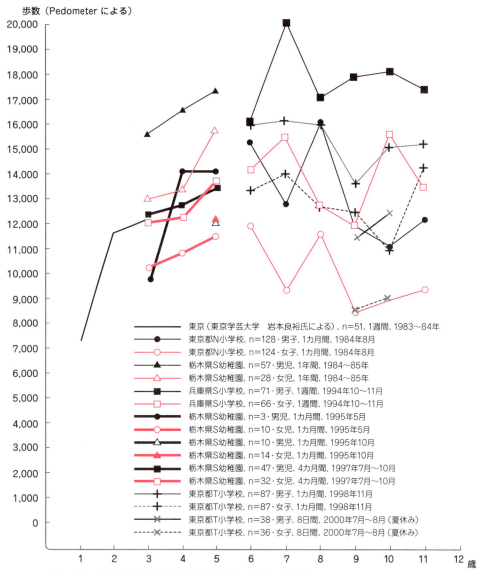

出典：子どものからだと心・連絡会議編（2016）『子どものからだと心 白書2016』p.148

🏠 グラフの見かた

　就学前の子どもたちは、歩く能力の発達とともに活動範囲が広がり、それに伴って一様に歩数（活動量）が増加していく様子が確認できます。また、どの集団においても歩数は男児の方が多い傾向がみられ、加齢に伴う増減も同じように推移することをグラフから読み取ることができます。さらに歩数は、からだの成長に伴って歩幅が増大することにより、いったん減少あるいは横ばいになることも推察されます。

生活調査
Living Research

●ねらい

　近年、子どもを取り巻く生活環境が大きく変化し、就床時刻の遅れによる睡眠時間の短縮化、生活リズムの乱れなどが問題となっています。生活リズムの乱れは、からだの不調を引き起こすだけではなく、からだや心の発達にブレーキをかけ、発達のゆがみを生じさせ、子どもたちのからだと心に深刻な問題を引き起こします。

　このような生活リズムの乱れの背景には、電子メディアとの長時間接触や遊び時間の減少による運動不足、塾・習い事などによる多忙化があげられます。特にここ数年は、幼少期から携帯電話（スマートフォンを含む）に接する機会が多く、その使い方も心配されています。

　子どもたちがどのような生活を送っているのかを把握する手段の1つに質問紙調査法による「生活調査」があります。生活調査では、朝の生活や昼間の生活、帰宅後の生活など、1日の生活の中にある「節」に注目し、子どもを取り巻く生活全般を調査の対象としています。

　質問紙による調査は、子どもたちの生活状況をいっせいにかつ簡便に把握することができるという利点があります。しかしながら、質問紙だけで子どもの生活を的確に把握することは難しく、限界があるのも事実です。そこで、運動量の指標となる「歩数」や体内リズムの指標となる「体温」、睡眠の指標となる「睡眠計」、覚醒度の指標となる「棒反応」などを用いて、「からだ」の状態を併せて測定することで、より子どもの生活実態を的確に把握することができます。

　生活調査やからだの測定を通して、生活実態を把握することは、子ども自身が自らの生活やからだの状態を振り返り、生活習慣を見直すきっかけにもなります。朝は太陽の光を浴びて、自分で目を覚ますことから始まり、モリモリ朝食を食べて、出す物を出して、元気いっぱい1日をスタートさせたいものです。

○調査票

生活しらべ（図表1）

○方法

　1日の生活をメリハリのあるものにするために、以下のような「節」を設定し、それぞれ調べます。

- 朝の生活：起床時刻、目覚めの様子、洗顔、歯磨き、朝食摂取状況、排便、運動など
- 日中の生活：日中の眠気、元気度、運動など
- 帰宅後の生活：からだを動かして遊んだ時間、学習時間、塾・習い事、電子メディアとの接触（テレビ・ゲーム・携帯電話・スマートフォンなど）、手伝い、夕食時間、翌日の準備、就床時刻、睡眠時間、寝つきの様子、中途覚醒の有無など

○留意点

- 低学年については、時間等正確に記入することが困難なため、保護者の協力が必要になります。
- ありのままの生活状況を記入してもらえるよう「成績等にはいっさい関係ない」など一言そえるとよいでしょう。

※ここでは、「生活調査」の一例を紹介します。各学校の実態に応じて作成してください。

図表1 「生活しらべ」の調査票

生活しらべ

成績などにはいっさい関係ありませんので、ありのままの生活の様子を答えてください。

Q1. 昨日は何時ごろ寝ましたか？　　　　（午前 ・ 午後）　　時　　分

Q2. 今朝は、何時ごろ起きましたか？　　（午前 ・ 午後）　　時　　分

Q3. 昨日はすぐに眠れましたか？（当てはまる番号に○をつけてください）
　1. すぐに眠れた　　2. なかなか眠れなかった　　3. よく覚えていない

Q4. 今朝、起きたときは、目覚めはどうでしたか。
　1. すっきり目が覚めた　　2. 少し眠かった　　3. 眠くてなかなか起きられなかった

Q5. いつも朝、食事をしますか？
　1. 毎日食べる　　　　2. 食べる日の方が多い　　3. 食べない日の方が多い
　4. ほとんど食べない　　5. 毎日食べない

Q6. 大便（うんち）は毎日どのように出ますか？（おおむね最近1週間を基準にして下さい）
　1. 毎日ほとんど朝に出る　　2. 毎日ほとんど同じころに出る　　3. 毎日出るが同じころではない
　4. ときどき出ないことがある　　　　5. 数日出ないことがある

Q7. 学習塾に通っていますか？
　1. 通っている（利用している）　　2. 通っていない（利用していない）

Q8. おけいこごと（スポーツを除く）に通っていますか？
　1. 通っている（利用している）　　2. 通っていない（利用していない）

Q9. 日頃、学校以外で、下に書いてあるようなことを1日に何時間くらいしますか。

　Q9-1. 本、新聞、雑誌やコミックなどを読む時間　　　時間　　分

　Q9-2. 音楽やラジオを聴く時間　　　時間　　分

　Q9-3. オンライン以外のゲームをする時間　　　時間　　分

　Q9-4. テレビ、ビデオ、DVDなど（ネット動画を除く）を見る時間
　　　　　時間　　分

Q9-5. 携帯電話・スマートフォンやタブレット・パソコンを利用する時間

①携帯電話・スマートフォン　　　　　　　　　　　時間　　　分

②タブレット・パソコン　　　　　　　　　　　　　時間　　　分

Q10. あなたの今の気持ちを下の絵で教えてください。

  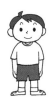 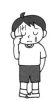

1. とても元気　　2. 元気　　3. ふつう　　4. 元気でない　　5. まったく元気でない

子どものからだの調査（実感調査）
Questionnaire of the Feeling about Children's Physical Disorder

● ねらい

　NHK特集「警告!!子どものからだは蝕まれている!」が放映されたのは1978年10月9日のことでした。この番組では、NHKと日本体育大学体育研究所とが共同で実施した「子どものからだの調査」、通称「実感調査」の結果が紹介され、大きな反響を呼びました。ただ、番組は1回きりの特集です。そのため、"おかしさ"ともいえる子どものからだの変化を心配する方々が集って議論する場が必要ということになって誕生したのが、私たち「子どものからだと心・連絡会議」というわけです。

　戦後の日本において、子どものからだが「ちょっと気になる」、「どこかおかしい」と実感されはじめたのは1960年代のことでした。このようなことから、私たち連絡会議では、1960年を「子どものからだ元年」と位置づけて、"からだのおかしさ"の実体究明とその解決に向けた議論を続けています。そして、そのような議論の拠り所にしているのが、連絡会議の設立のきっかけにもなった保育・教育現場の先生方や子育て中のお母さん、お父さんの"実感"です。なぜならば、日常的に子どもと接している方々の"実感"は、きっと何かを物語っていると思うからです。また、日本ではお馴染みの健康診断やスポーツテストだけでは、"おかしさ"の実体を突き止めることが難しいとも感じているからです。ここで紹介する「実感調査」は、そのような"実感"をほぼ5年に1度のペースで全国的に調査し続けてきたものの最新版ということになります。

　過去10回にわたって行われてきたこの調査の結果は、病気や障がいとはいえないものの、さりとて健康ともいえない子どもの"からだのおかしさ"を捉えるのにとても有効でした。それが証拠に、この実感調査に導かれて行われてきた子どものからだに関する種々の事実調査は、そのような"実感"の感度のよさとアンテナの高さを物語っています。

　子どものからだの事実を捉え、いきいきとした子どもを育てるための「はじめの一歩」として、まずは実感調査を手がけてみてはいかがでしょうか。きっと、これまで気づかなかったような子どもからのSOSを教えてくれることと思います。

○ 調査手順

① 最初に、質問項目を選定します。基本的には、日本体育大学 学校保健学研究室ほかが2015年に実施した「子どものからだの調査2015（実感調査2015）」（乳幼児用：58項目、児童・生徒用：70項目）を実施します。具体的な調査項目は、図表1をご参照ください。また、項目にないものでも気になる子どものからだの変化がある場合は、随時追加してください。

② 上記①で作成された調査票を用いて、各質問項目に対するそれぞれの回答者の実感を尋ねます。回答は、「いる・最近増えている」、「いる・変わらない」、「いる・減っている」、「いない」、「わからない」の5つから選択してもらいます。

③ 上記②により得られた回答を基に、各質問項目の回答率を集計します。図表2の「2015年」には、「実感調査2015」において「いる・最近増えている」との回答が多かったワースト5の結果を示しました。

④ 上記③の集計結果を全国規模での調査結果である図表2の結果などとも比較しつつ、目の前の子どものからだの変化とその背景等について議論します。

図表1 「子どものからだの調査2015（実感調査2015）」の調査項目

1	朝からあくびをする子	25	猫背（円背）の子
2	授業［保育］中、目がトロンとしている子	26	まっすぐな姿勢をした時、肩や肩甲骨の左右の高さや出っぱり具合が対称的でない子
3	授業中、居眠りをする子		
4	授業［保育］中、じっとしていない子	27	肩や肩甲骨の左右の大きさに違いがある子
5	絶えず何かをいじっている子	28	脊柱異常とまではいかなくても、背筋がおかしい子
6	周りの刺激（音、光、においなど）に過敏な子		
7	すぐにキレる子	29	つま先立ち歩きの子
8	保健室へ眠りに来る・行く子	30	つまずいてよく転ぶ子
9	なんとなく保健室に来る・行く子	31	まっすぐに走れない子
10	休み［自由］時間の時など、ボーッとして何もしていない子	32	のぼり棒で足うらを使えない子
		33	力が入りすぎて、ちょうどよい力で動作ができない子
11	あまり汗をかかない子	34	動きがぎこちない子
12	あまり水分をとらない子	35	平熱が36度未満の子
13	あまりトイレに行かない子	36	平熱が37度以上の子
14	すぐに「疲れた」という子	37	手足が冷たい子
15	すぐに疲れて歩けなくなる子	38	奇声を発する子
16	すぐに床などに寝転がる子	39	指吸いをする子
17	休み明けに体調不良を訴える子	40	爪かみをする子
18	朝、なかなか起きられない子	41	おもらしをする［なかなかオムツがとれない］子
19	夜、なかなか眠れない子	42	よく腹痛や頭痛を訴える子
20	転んで手が出ない子	43	食べ物をあまり噛まずに飲み込んでしまう子
21	まばたきがにぶい子	44	突然おう吐してもケロッとしている子
22	ボールが目や顔にあたる子	45	口呼吸をする子
23	椅子に座っている時、背もたれによりかかったり、ほおづえをついたりして、ぐにゃぐにゃになる子	46	自分で症状を説明できない子
		47	首すじや肩がこっている子
24	「気をつけ」の姿勢の時、腹が前に出っぱっている子	48	発音の仕方が気になる子

図表1 続き

49	歯ならびの悪い子	60	骨折しても痛みを訴えない子
50	歯ぐきの色がおかしい子	61	不可解なケガをする子
51	なかなか歯が生えかわらない子	62	自閉傾向の子
52	体が硬い子	63	うつ傾向の子
53	極端な肥満の子	64	朝礼の時などにうずくまったり、倒れたりする子
54	極端な痩身（やせ）の子	65	視力の低い子
55	鼻血が出やすい子	66	左右の視力がひどくアンバランスな子
56	アレルギー性疾患の子	67	貧血傾向の子
57	皮膚がカサカサの子	68	腰痛の子
58	ぜんそくの子	69	不登校（登校拒否も含む）の子
59	ちょっとしたことで骨折する子	70	保健室登校の子

注1：[ ] は、保育所・幼稚園用の表現。
注2：No.3・8・9・51・63～70は、小・中・高等学校用のみの項目。
注3：No.6・7・17・25・34・41・44・51・61は、新設項目。

図表2　子どものからだの調査2015（"実感"調査）

保育所：「最近増えている」という"からだのおかしさ"の"実感"ワースト5
（ただし、1979年は「年々増えてきている」）　　　　　　　　　　　　　　　　　　　　　　　　（%）

年	第1位	第2位	第3位	第4位	第5位
1979 (n=195)	むし歯 24.2	背中ぐにゃ 11.3	すぐ「疲れた」と言う 10.5	朝からあくび 8.1	指吸い 7.2
1990 (n=223)	アレルギー 79.9	皮膚がカサカサ 76.4	背中ぐにゃ 67.7	すぐ「疲れた」と言う 63.3	そしゃく力が弱い 59.4
1995 (n=64)	アレルギー 87.5	皮膚がカサカサ 81.3	すぐ「疲れた」と言う 76.6	そしゃく力が弱い 71.9	背中ぐにゃ 70.3
2000 (n=154)	すぐ「疲れた」と言う 76.6	アレルギー 76.0	皮膚がカサカサ 73.4	背中ぐにゃ 72.7	そしゃく力が弱い 64.3
2005 (n=201)	皮膚がカサカサ 77.6	アレルギー 74.6	背中ぐにゃ 72.1	すぐ「疲れた」と言う 68.7	保育中、じっとしていない 68.2
2010 (n=90)	皮膚がカサカサ 65.6	すぐ「疲れた」と言う 63.3	保育中、じっとしていない／背中ぐにゃ／アレルギー 60.0		
2015 (n=199)	アレルギー 75.4	背中ぐにゃ 72.4	皮膚がカサカサ 71.9	保育中、じっとしていない 70.9	すぐ「疲れた」と言う 67.3

幼稚園：「最近増えている」という"からだのおかしさ"の"実感"ワースト5　　　　　　　　　　　　　　　（%）

年	第1位	第2位	第3位	第4位	第5位
1990 (n=193)	アレルギー 72.3	皮膚がカサカサ 68.0	すぐ「疲れた」と言う 57.8	ぜんそく 54.9	背中ぐにゃ 53.4
1995 (n=115)	アレルギー 74.8	すぐ「疲れた」と言う 73.9	皮膚がカサカサ 68.7	背中ぐにゃ 56.5	ぜんそく 53.0
2000 (n=162)	アレルギー 82.7	すぐ「疲れた」と言う 76.5	皮膚がカサカサ 69.1	ぜんそく 67.3	背中ぐにゃ 66.0
2005 (n=188)	アレルギー 77.1	すぐ「疲れた」と言う 72.9	皮膚がカサカサ 66.0	背中ぐにゃ 64.9	床にすぐ寝転がる 60.1
2010 (n=105)	アレルギー 72.4	すぐ「疲れた」と言う 65.7	背中ぐにゃ 63.8	ぜんそく 62.9	自閉傾向 61.9
2015 (n=104)	アレルギー 75.0	背中ぐにゃ 73.1	すぐ「疲れた」と言う 71.2	オムツがとれない／自閉傾向 69.2	

小学校：「最近増えている」という"からだのおかしさ"の"実感"ワースト5（ただし、1978年は「最近目立つ」） (%)

年	第1位		第2位		第3位		第4位		第5位	
1978 (n=569)	背中ぐにゃ	44	朝からあくび	31	アレルギー	26	背筋がおかしい	23	朝礼でバタン	22
1990 (n=363)	アレルギー	87.3	皮膚がカサカサ	72.6	すぐ「疲れた」と言う	71.6	歯ならびが悪い	69.9	視力が低い	68.9
1995 (n=192)	アレルギー	88.0	すぐ「疲れた」と言う	77.6	視力が低い	76.6	皮膚がカサカサ	71.4	歯ならびが悪い	70.8
2000 (n=601)	アレルギー	82.2	すぐ「疲れた」と言う	79.4	授業中、じっとしていない	77.5	背中ぐにゃ	74.5	歯ならびが悪い	73.2
2005 (n=306)	アレルギー	82.4	背中ぐにゃ	74.5	授業中、じっとしていない	72.5	すぐ「疲れた」と言う	69.9	皮膚がカサカサ	65.7
2010 (n=329)	アレルギー	76.6	授業中、じっとしていない	72.3	背中ぐにゃ	69.3	視力が低い	67.2	すぐ「疲れた」と言う	63.5
2015 養護教諭 (n=518)	アレルギー	80.3	視力が低い	65.6	授業中、じっとしていない	65.4	背中ぐにゃ	63.9	すぐ「疲れた」と言う	62.9
2015 教諭 (n=917)	アレルギー	66.0	背中ぐにゃ	65.6	体が硬い	60.4	すぐ「疲れた」と言う	59.0	絶えず何かをいじっている	58.1
2015 教諭・中国 (n=395)	視力が低い	37.0	朝からあくび	21.8	朝、起きられない	18.2	背中ぐにゃ／授業中、目がトロン／視力がアンバランス			18.0

中学校：「最近増えている」という"からだのおかしさ"の"実感"ワースト5（ただし、1978年は「最近目立つ」） (%)

年	第1位		第2位		第3位		第4位		第5位	
1978 (n=224)	朝礼でバタン	43	背中ぐにゃ	37	朝からあくび／アレルギー			30	首、肩のこり	27
1990 (n=216)	アレルギー	90.8	すぐ「疲れた」と言う	83.8	視力が低い	78.1	腹痛・頭痛を訴える	75.9	不登校	74.6
1995 (n=121)	アレルギー	87.6	視力が低い	84.3	すぐ「疲れた」と言う	71.9	腹痛・頭痛を訴える	71.1	平熱36度未満	70.2
2000 (n=274)	すぐ「疲れた」と言う／アレルギー			82.8	首、肩のこり／不登校			77.0	腰痛	76.6
2005 (n=151)	アレルギー	76.8	すぐ「疲れた」と言う	73.5	平熱36度未満	68.9	視力が低い	67.5	首、肩のこり	66.2
2010 (n=210)	アレルギー	78.1	平熱36度未満	71.0	すぐ「疲れた」と言う	70.0	夜、眠れない	69.0	不登校	68.1
2015 養護教諭 (n=256)	アレルギー	81.2	平熱36度未満	70.7	首、肩のこり	68.0	夜、眠れない	67.2	すぐ「疲れた」と言う	66.4
2015 教諭 (n=392)	アレルギー／すぐ「疲れた」と言う			63.0	体が硬い	61.0	腹痛・頭痛を訴える	60.2	不登校	54.8
2015 教諭・中国 (n=212)	視力が低い	49.1	朝、起きられない	26.9	授業中、居眠り	25.9	朝からあくび	25.5	授業中、目がトロン	22.2

高等学校：「最近増えている」という"からだのおかしさ"の"実感"ワースト5（ただし、1978年は「最近目立つ」） (%)

年	第1位		第2位		第3位		第4位		第5位	
1978 (n=85)	腰痛	40	背中ぐにゃ／朝礼でバタン			31	首、肩のこり／貧血			28
1990 (n=206)	アレルギー	83.0	すぐ「疲れた」と言う	75.9	腹痛・頭痛を訴える	75.0	視力が低い	67	腰痛	66.5
1995 (n=107)	アレルギー	88.8	腰痛	80.4	腹痛・頭痛を訴える	76.6	すぐ「疲れた」と言う	74.8	首、肩のこり	73.8
2000 (n=167)	アレルギー	89.2	すぐ「疲れた」と言う	82.0	腹痛・頭痛を訴える	80.2	腰痛	79	不登校	75.4
2005 (n=105)	アレルギー	86.7	腰痛	71.4	平熱36度未満／腹痛・頭痛を訴える			69.5	すぐ「疲れた」と言う	67.6
2010 (n=55)	首、肩のこり	74.5	うつ傾向	72.7	アレルギー	69.1	夜、眠れない	67.3	腰痛／すぐ「疲れた」と言う	65.5
2015 (n=164)	アレルギー	78.7	夜、眠れない	68.9	すぐ「疲れた」と言う／首、肩のこり			62.8	平熱36度未満	61.6

1978年調査は、NHK、日本体育大学体育研究所による
1979年調査は、全国保育協議会、日本体育大学体育研究所による
1990年調査、1995年調査は、日本体育大学学校体育研究室による
2000年調査、2005年調査、2010年調査は、日本体育大学学校体育研究室他による
2015年調査は、日本体育大学学校保健学研究室他による

出典：子どものからだと心・連絡会議編（2016）『子どものからだと心 白書2016』pp.58-59

出生性比・死産性比
Sex ratio in live birth, Sex ratio in stillbirth

●ねらい

　化学物質が内分泌系に作用して人体に悪影響を引き起こす「内分泌かく乱化学物質」、いわゆる「環境ホルモン」が話題になりはじめたのは1990年代のことでした。きっかけは、シーア・コルボーン氏、ダイアン・ダマノスキ氏、ジョン・ピーターソン・マイヤーズ氏による共著『Our Stolen Future』です。日本だけでなく、世界中で翻訳されて一気に話題になりました（日本語訳は、『奪われし未来』翔泳社、1997年）。

　そしてそれらの議論では、「出生性比」が話題の1つになっていました。日本には、あらゆるデータが蓄積されています。「当然、出生性比のデータもあるだろう」との思いで探しはじめると、すぐに厚生労働省『人口動態統計』にたどり着きました。本当に、「日本はすごい国だなぁ」と感心させられます。それどころか、世界で議論されているのは1970年代以降の推移ですが、日本は1899年から同データを蓄積していました。感心どころか、驚きです。

　さて、その推移を描いてみると、さらに驚くことになりました。図表1が示すように、戦前・戦中に比して戦後の出生性比の方が明らかに高い水準を推移しているのです。ただ、そのように男の子が多いという戦後の傾向は、1971年以降を境に低下に転じているのもわかります。このような結果は、化学的な環境があまり問題でなかった時代と化学物質が身近な存在になった時代、もっというと、戦後になって何のためらいもなくDDTなどの化学物質が使用されるようになると男の子が増え、1971年にその販売が禁止されると元の水準に近づいていくことを教えてくれているように思います。あるいは、電磁波の影響を危惧する声もありますから、電磁波の影響やそれらの複合的な影響を受けているのかもしれません。いずれにしても、いまだに戦前・戦中までは戻っていないのです。

　さらに、「出生性比」のデータを入力しながら気になったのが、となりに掲載されていた「死産性比」のデータでした。すぐに、「死産性比」も入力してみると、異変ともいえるくらいのおかしなグラフができあがったのです。それが、図表2です。この図が示すように、1972年頃から急激に男の子の死産が多くなり、いまでは女の子100人に対して220人前後の男の子の死産が確認されるに至ってしまっています。当然、このような異変の原因についても議論されており、「出生性比」同様、化学物質や電磁波がその原因説として話題になっています。最近では、発達障がいや自殺の原因にも掲げられているこれら化学的、物理的な要因については、種々の"おかしさ"と絡めて議論することが必要であるように思うのです。

　真の原因を突き止められずにいるのは本当に悔しいことですが、100年以上も前からのデータでこれらの推移を確認できるのは日本の強みです。まずは、各地の出生性比、死産性比を確認してみることからはじめてみてはいかがでしょうか。

○調査手順

① 各自治体などが刊行する『人口動態統計』の資料に掲載されている「出生性比」、「死産性比」のデータを収集し、それを図示します。なお、性比は女子100人に対する男子の人数で示します。

② 「出生性比」や「死産性比」のデータがない場合は、各年度の出生率、死産数を男女別に収集し、女子100人に対する男子の人数を算出してみてください。

図表1 出生性比の年次推移（厚生労働省『人口動態統計』より）

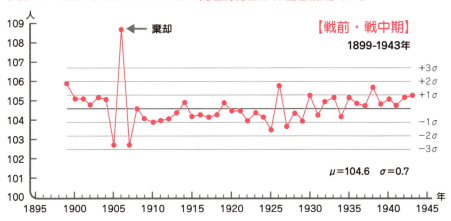

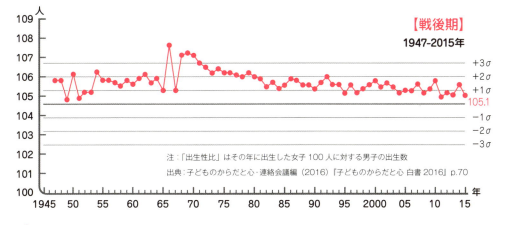

注：「出生性比」はその年に出生した女子100人に対する男子の出生数
出典：子どものからだと心・連絡会議編（2016）『子どものからだと心 白書2016』p.70

📊 グラフの見かた

　出生性比は以前より男子が女子より高く、上下のグラフの真ん中にある太い横線は"戦前・戦中期"の平均値水準（104.6）を示しています。戦後期は"戦前・戦中期"の平均値より出生性比が高くなり（つまり、女子より男子がより多く生まれている）、なかでも1968（昭和43）～70（昭和45）年は＋3σを超えました。その後は低下を続け、2008（平成20）年は＋1σ以下の水準まで戻ってきていますが、依然として女子より男子が多く生まれています。また、1906（明治39）年の値が棄却されたのはこの年が「丙午」であったためであり、1966（昭和41）年にも同様の傾向がみられましたが棄却するまでの値ではありませんでした。

図表2　死産性比の年次推移 （厚生労働省『人口動態統計』より）

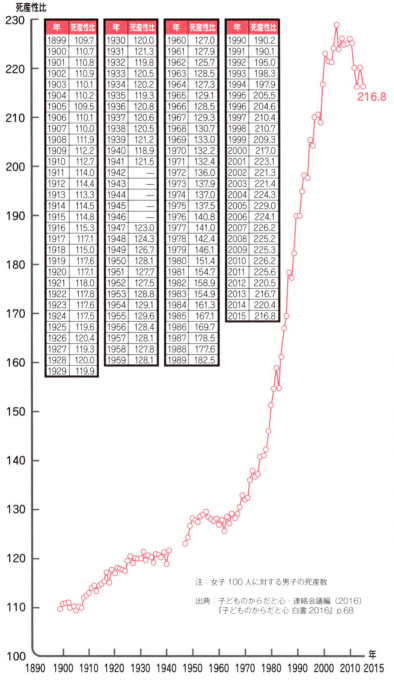

注：女子100人に対する男子の死産数
出典：子どものからだと心・連絡会議編（2016）
『子どものからだと心 白書2016』p.68

📊 グラフの見かた

「死産性比」は1970年代中頃から急激に増加し始め、近年では多少の増減をくり返しながら220前後で推移しています。「なぜ女児よりも男児に死産が多いのか」の原因として、公害や農薬による環境ホルモンの問題や日本人の衣食住などのライフスタイルの変化などいろいろなことがあげられてはいますが、詳細な要因についてはまだ明らかになっていません。そのため原因を究明していく必要があると思われます。

めざせ！ からだはかせ （旬報社） 全4巻

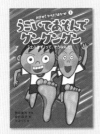

1 うごいてあそんでグングングン
「土ふまず」って、そうなんだ！
野井真吾　監修
鹿野晶子　著　マスリラ　絵
定価　本体2300円＋税

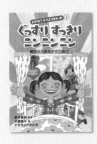

2 ぐっすりすっきりニンニンニン
朝から元気な子のひみつ
野井真吾　監修
中島綾子　著　ナカライカオル　絵
定価　本体2300円＋税

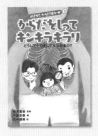

3 からだをしってキンキラキラリ
どうしてケガをしてもなおるの？
野井真吾　監修
下里彩香　著　松井晴美　絵
定価　本体2300円＋税

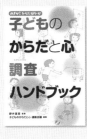

4 子どものからだと心調査ハンドブック
野井真吾　監修
子どものからだと心・連絡会議　編集
定価　本体2300円＋税

第1巻に込めた想い　　鹿野晶子

　からだを動かして生活することがますます少なくなってきました。それは子どもも同じです。そのため、子どもの運動不足、遊びの減少を改善する必要性が叫ばれ、各地でそのような取り組みが繰り広げられています。ところが昨今では、子ども自身が「疲れるから動きたくない」、「汗をかきたくない」、「面倒くさい」と訴えることさえあると聞きます。子ども（主体）の側に動くことへの希求を感じない、そんな状況にまで陥っているともいえます。

　そもそも、からだを動かすことは、子どもの発達を保障するためには欠かせないはずです。もとより人間は、ヒトという動物で、動くことにより進化してきたのだと考えると、動くことは個の発達を考えても必然であるといえます。一方で、心配されているからだの"おかしさ"を改善するために、からだを動かすことが効果的であることを裏付ける研究知見も散見されます。からだを動かすことは、ヒトを人たらしめる有効な手段、"おかしさ"を解決するための最良の手段であり、最後の砦ともいえるのではないでしょうか。

　ただ、動くことも強制になってしまうと、その効果はたちまち減少しますし、悪影響も及ぼしてしまいます。第1巻のタイトルに「うごいて」だけでなく、「あそんで」もつけているのはそのためです。つまり、主体的にワクワク・ドキドキ感をもって動いてほしいという願いがあったからです。遊びは、子ども自身の主体性とワクドキ感から生まれる活動ですから、そこに強制力はないはずです。

　本書を読んで、子ども自身が動いて得られる気持ちよさだけでなく、その意味や価値を知ることにより、主体的に動き、ワクドキ感のある遊びに誘われればと願っています。

第2巻に込めた想い　　中島綾子

　身体不調を訴えて保健室を訪れる子どもには、体温を測りながら生活の様子などを聞き取ります。多くの子どもたちに共通して見えてくることは、夜寝るのが遅く、朝もすっきり目覚めることができなかったということです。「もう少し早く寝た方がいいよ」と声をかけるのですが、返ってくるのは「塾で帰ってくるのが遅かったし、山ほど宿題があってなかなか終わらなかった…」という言葉。今では塾や習い事が子どもの生活の一部となり、子どもたちはとても忙しくしています。一方、スマートフォンやタブレットで夜遅くまで「動画を見ていた」、「ゲームをしていた」という理由で寝るのが遅くなったという子どもたちもたくさんいます。

　子どもとの話から「睡眠をしっかりとることは大切！」と、頭ではわかっているけれど、眠りたくてもなかなか眠ることができないさまざまな事情があることが見えてきます。「早く寝よう」というだけでは、子どもが抱える課題を解決することは困難です。

　就床時刻の遅れは、単に睡眠時間を短縮させるだけではなく、交感神経の過緊張や食欲減退、落ち着きのなさや集中力の欠如など、子どもの心身にさまざまな問題を引き起こします。夜はぐっすり眠り、朝気持ちよく目覚めて登校することができればいいのですが、ともすると、健康や生活のことは二の次になってしまいがちです。

　けれども、子どもは自分の"からだ"を知ることが大好きです。以前、「体温しらべ」で元気なときに1日数回体温を測ったことがあり、測定結果を見た子どもたちが「自分が思っていたより体温が高かったよ」、「一日の中で体温が変わることを初めて知った！」と目を輝かせながら話してくれました。

　本書を読んで、子どもたちの中に潜んでいる自分のからだへの興味や関心をくすぐり、「ちょっとやってみようかな」、「これならできるかな」という気持ちになってもらえたらいいなと願っています。

第3巻に込めた想い　　下里彩香

　保健室は、子どもが「何とかしたい！」と思うことを一緒に解決する場所です。たとえば、ケガをしたら「どこで」、「どこを」、「どうして」ケガしてしまったのか、それは「どのように」したら防ぐことができる（できた）のか、「どのように」治っていくのか、「どうしたいのか」等を尋ねます。ところが、「先生、血」と単語でしか話をしない子ども、どうやってケガをしたのかを尋ねても「よくわからない」とまるで他人事のように話す子ども等々。このような姿は、子どもたちがからだに興味がもてていないのではないかととても心配させます。

　一方、「どうして、爪はのびるの？」、「髪の毛って何のためにあるの？」等々、身近で素朴なからだに関する"疑問"を投げかけられることも多くあります。この「知りたい」という欲求は、主体的に学ぼうとする意欲や興味・関心そのものです。

　先日、「からだの学習」を行った後にAくんがやって来て、「赤ちゃんが生まれると、へその緒とつながっていたお母さんの胎盤もからだの外に出ちゃうんでしょ。ぼくのお母さんはお腹に赤ちゃんがいるんだけど、次に赤ちゃんはどこから栄養をもらうの？」と言いました。「また胎盤ができるから大丈夫だよ」と答えると、安心したのか「へその緒ってどのくらいの長さかな？」、「赤ちゃんはへその緒に絡まったりしないのかな？」と次々に"疑問"が湧き出てきました。このように、子どもたちは1つ"疑問"を解決すると、さらに深化した"疑問"や他の"疑問"が湧き出てくるのです。ともすると聞き流してしまいがちな"疑問"にこそ注目して耳を傾け、子どもたちを"疑問"でいっぱいにし、第3巻のタイトルのようにキラリと光る子どもたちに育ってほしいと思います。

　本書を読んで、自分のからだを知る楽しさに触れてほしい、からだって不思議、神秘的、おもしろいということに気づき、興味をもつことで、自他のからだやいのちを大切してほしいと願っています。

第4巻に込めた想い　野井真吾

　「はじめに」で記したように、子どものからだの"おかしさ"が指摘されて約半世紀が経過してしまいました。このように、長い年月をかけても未だにその解決にたどり着くことができない理由の1つは、"おかしさ"の正体がつかみにくいことにあります。それが証拠に、それらの"おかしさ"は学校健康診断でも、スポーツテストでも発見することができませんでした。第4巻『子どのからだと心　調査ハンドブック』のセールスポイントは、そのような"おかしさ"を発見するために提案されている測定項目を紹介していることにあります。また、保育・教育現場をはじめ、種々の子育て現場でも測定可能な項目を紹介していることにもあります。

　子どもの"からだのおかしさ"については3つの悲劇が重なっているといわれています。1つ目は、そのような"おかしさ"が存在しているという悲劇です。2つ目は、わかりにくい"おかしさ"なので、周囲のおとなや社会全体になかなか気づいてもらえないという悲劇です。そして3つ目は、子ども自身も"おかしさ"の存在に気づいていないという悲劇です。もちろん、第4巻で紹介した諸測定は、子どもからのSOSといえるからだの事実を知るのに有用です。でも、それだけではありません。子ども自身が自らのからだを「知って・感じて・考える」ためにも有用であると思うのです。

　どうぞ、子どももおとなもこの『調査ハンドブック』を大いにご活用ください。そして、子どものからだの事実を「知って・感じて・考える」きっかけにしてくださればと思います。また、その結果を「子どものからだと心・連絡会議」が編集する『子どものからだと心　白書』にお寄せいただくとともに、毎年12月に開催されている「子どものからだと心・全国研究会議」にお持ちいただき、子どもを元気にするための国民的科学運動に加わってくださることも期待したいと思います。

子どものからだと心・連絡会議の紹介

私たち「子どものからだと心・連絡会議」は、子どものからだと心が豊かに育つこと、子どものからだと心に関する権利の向上を願い、子どもたちのからだと心の変化を正確に捉え、確かな実践の方途を探るネットワークとして国際児童年の1979年に結成したNGO団体です。

結成以来、"総合科学"の立場から"団体研究法"という研究方法を用いて、子どものからだと心についての"証拠（Evidence）"を揃えて、以下に示すような"国民的科学運動"を展開しています。

●全国研究会議の開催

年1回（毎年12月）、その年に各地で取り組んだ子どもの"からだと心"に関する調査や実践の成果と教訓を持ち寄って、「子どものからだと心・全国研究会議」を開催しています。

この全国研究会議では、子どもの"からだと心"に現れている「おかしさ」を何とかくい止め、子どもたちを"いきいき"させるために、保育園・幼稚園・小学校・中学校・高等学校・大学などの教師や養護教諭、栄養士、調理師、医師、保健師はもちろん、親や子どもも参加して、議論が繰り広げられています。

●白書の発行

上記、全国研究会議の討議資料として、毎年12月に『子どものからだと心 白書』を発行しています。

この白書は、「生存」、「保護」、「発達」、「生活」の観点をベースに、「第1部 "証拠"と"筋書き"に基づく今年の子どものからだと心（トピックス）」、「第2部 子どものからだと心の基本統計」、「第3部 講演録」で構成されており、子どもの"からだと心"に関する国内外の動向や公表されている政府統計等を連絡会議なりに分析した結果、さらには連絡会議独自の調査や会員による調査の結果が数多く盛り込まれています。

●ニュースの発行

年1回の全国研究会議をつなぐために、「からだと心・ニュース」を年4回発行し、連絡会議の会員の皆さんに届けています。

このニュースでは、時々刻々変化する子どもの"からだと心"に関する情報を即座に交流できる場として、会員の皆さんに活用されています。

以上の活動の他にも、「子どもの権利条約」を批准している各国で、子どもの権利保障がどのような状況にあるのかを審査する「国連・子どもの権利委員会」に対して、日本の子どもの"からだと心"に関する権利保障の状況を報告書にまとめて届けたり、子どもの"からだと心"に関する必要な情報をブックレットというスタイルで発行したり、「子どものからだと心の全国的共同調査項目」を提案し、そのデータの収集と分析に努めたり、という活動も展開しています。

本会は、どなたでも入会できるNGO団体です。興味をお持ちくださいましたら、お気軽に下記事務局までご一報下さい。

そして、21世紀を真の「子どもの世紀」にするために、子どもの"からだと心"が健やかに育つための運動を一緒に推進して下さればと思います。

子どものからだと心・連絡会議 事務局
〒158-8508　東京都世田谷区深沢7-1-1
日本体育大学　野井研究室気付
Tel & Fax：03-5706-1543
http://kodomonokaradatokokoro.com/index.html

執筆者紹介（五十音順）・執筆分担一覧

小林幸次（こばやし・こうじ）
平成国際大学 専任講師
執筆担当：背筋力、垂直とび、土ふまず

鹿野晶子（しかの・あきこ）
日本体育大学 准教授
執筆担当：go/no-go 課題、体位血圧反射、寒冷昇圧試験

下里彩香（しもさと・さいか）
東京都小学校 養護教諭
執筆担当：からだの意識しらべ、からだの疑問しらべ、からだの名称しらべ、からだの機能しらべ

土田　豊（とだ・ゆたか）
中国短期大学 准教授
執筆担当：フリッカーテスト、棒反応、歩数（身体活動量）

中島綾子（なかじま　りょうこ）
文教大学付属小学校 養護教諭
執筆担当：体温、起立性調節障害、生活調査

野井真吾（のい・しんご）
日本体育大学 教授
執筆担当：子どものからだの調査（実感調査）、出生性比・死産性比

野田　耕（のだ・こう）
久留米大学人間健康学部 准教授
執筆担当：閉眼片足立ち、閉眼接指、ボールの的入れ

松本稜子（まつもと・りょうこ）
麻布中学校・高等学校 養護教諭
執筆担当：身長・体重・胸囲・座高、疲労自覚症状

【監修】野井真吾（のい・しんご）

1968年東京都生まれ。日本体育大学教授、子どものからだと心・連絡会議議長。博士（体育科学）。専門は教育生理学、発育発達学、学校保健学、体育学。子どものからだ、心、生活が「どこかおかしい」、「ちょっと気になる」という教育現場の先生、あるいは子育て中のお母さん・お父さんの"実感"をたよりに、その実体を追究する研究活動を行っている。主な著書に『子どものケガをとことんからだで考える』（旬報社）、『新版 からだの"おかしさ"を科学する』（かもがわ出版）、『からだの元気大作戦！』（芽ばえ社）など。

子どものからだと心 調査ハンドブック
2018年3月15日 初版第1刷発行
監修　野井真吾
編集　子どものからだと心・連絡会議
絵　為田洵
編集協力　有限会社アジール・プロダクション
装丁・本文デザイン　ランドリーグラフィックス
編集担当　熊谷満
発行者　木内洋育
発行所　株式会社旬報社
〒162-0041
東京都新宿区早稲田鶴巻町544　中川ビル4F
TEL.03-5579-8973
FAX 03-5579-8975
HP http://www.junposha.com/
印刷・製本　シナノ印刷株式会社

©Shingo Noi and The National Network of Physical and Mental Health in Japanese Children 2018, Printed in Japan
ISBN978-4-8451-1529-7